AF315061

MELANGES

DE

CHIMIE MÉDICALE

ET

D'HYGIÈNE THERMALE

PAR A. MALLAT

RIOM

Imprimerie Ed. GIRERD, rue Croisier, 5

—

1893

MÉLANGES

DE

CHIMIE MÉDICALE

ET

D'HYGIÈNE THERMALE

MÉLANGES

DE

CHIMIE MÉDICALE

ET

D'HYGIÈNE THERMALE

(1882 - 1892)

Par A. MALLAT

RIOM

Imprimerie Ed. GIRERD, rue Croisier, 5

—

1893

DÉDICACE

A mon ami

J. CORNILLON

Mon cher Docteur,

Dix ans !... Que cela passe vite ! !...
En relisant ces pages que je vous dédie, vous vous rappellerez ces temps de collaboration où nos pensées étaient déjà communes et que, pour ma part, je regrette surtout, parce qu'ils nous rapprochent davantage de l'heure fatale où tout finit, où il faut se lever de ce banquet de la vie quelque excellents convives qu'on y soit, quelque bonnes amitiés qu'on ait su s'y créer, quelque peine qu'on ait à s'en aller sitôt.
Mais, bast ! pourquoi ces idées pénibles ?
Quoiqu'il puisse arriver, vivons le plus gaie-

ment possible les jours présents et attendons la
fin de deux nouveaux lustres pour regretter
encore ces années qui sont aujourd'hui l'avenir
et qui alors ne seront plus, elles aussi, qu'un
passé plus ou moins intéressant. Ainsi s'en
va la vie !

Bien à vous,

Beauregard, 20 juin 1893.

MÉLANGES
DE CHIMIE MÉDICALE
ET
D'HYGIÈNE THERMALE

OBSERVATION DE SABLE BILIAIRE

1882

(Publiée en 1885 par M. le Dr Merle, de Vichy).

Mlle X..., originaire de Belgique, fut envoyée à Vichy en 1882 pour y soigner une prétendue affection de l'estomac. Le diagnostic du médecin belge était : *ulcération de l'estomac*. Le médecin de Vichy qui eut à traiter la malade, crut à une maladie du foie et me pria d'examiner, au point de vue chimique, les matières rendues en 12 heures par Mlle X...

Dans le fond du vase qu'on me remit je trouvais une poussière cristalline, dont je couvris plusieurs plaques de verre à préparations microscopiques. Je laissais sécher, puis j'examinais chimiquement ce que pouvait être ce sable fin que j'avais rencontré en assez grande quantité.

Chauffée dans une capsule de platine, une portion de cette poussière disparut et il me resta un sel blanc qui, traité par l'acide chlorhydrique, donna un dégagement de gaz carbonique. Dans la solution, je constatais facilement la présence de la chaux, de la magnésie et de traces de fer.

Cette poussière avait donc la composition exacte des calculs biliaires (matières organiques, carbonates, chaux, magnésie, etc., etc.). Je me prononçais en faveur de la poussière biliaire.

Plus tard, j'appris qu'un chimiste belge, M. Wild, appelé à donner son avis sur mon analyse, la confirma en tout point.

COMPARAISON

Entre différents Pains de gluten

—

1883

(Journal de Pharmacie et de Chimie. Tome VII, p. 384).

—

Pharmacien à Vichy, j'ai pu me procurer des échantillons commerciaux de six fabricants français dont les produits sont généralement recommandés aux milliers de diabétiques qui viennent chaque année à nos thermes, et j'ai cru intéressant d'y doser l'amidon. J'ai suivi pour faire ces analyses le procédé classique. Dans un certain poids de pain (10 grammes), délayé dans de l'eau ordinaire, je transformais l'amidon en glycose au moyen de quelques grammes d'acide sulfurique et d'un courant de vapeur d'eau ; je savais par l'eau iodée la fin de cette transformation. Je faisais alors un volume de 500 centimètres cubes, puis je titrais le glycose par la liqueur de Fehling.

Connaissant la teneur de cet élément, j'en déduisais facilement la quantité d'amidon.

Voici maintenant le résultat de mes recherches :

PAIN A (PARIS), CONOR

Ce pain est en morceaux, pesant 45 à 50 grammes, long de 0 m. 15 à 0 m. 20, largement troué intérieurement. Il se pulvérise difficilement, offre une certaine résistance à la pression entre les mains. 10 grammes m'ont donné, après transformation, 1 gr. 56 de glycose ou 1 gr. 45 d'amidon. Ce pain contient donc 14 gr. 50 p. 100 de matières féculentes.

PAIN B (BORDEAUX), REDEUIL

En baguettes longues de 0 m. 10, de forme cylindrique, pesant 25 grammes chacune. Les morceaux sont plus ou moins cuits, par suite, plus ou moins colorés. Il se casse et se pulvérise facilement. Assez agréable au goût. Le prospectus-réclame qui accompagne ce pain, dit qu'il s'adresse aussi bien aux dyspeptiques qu'aux diabétiques, la fécule étant transformée par le ferment diastasique. 10 grammes de ce pain m'ont donné 2 gr. 61 de glycose ou 2 gr. 35 d'amidon. Il contient donc 23 gr. 5 p. 100 de matières féculentes.

Pain C (Toulouse), Laporte

En biscottes rondes, diversement dépri-
mées, du poids de 20 grammes. Ces biscottes présentent généralement deux faces,
l'une brillante et convexe, l'autre concave
et mate. Soubeiran le décrit ainsi dans son
Traité de Pharmacie : « C'est un pain
» très léger, grisâtre, toujours un peu élas-
» tique, et qui devient assez agréable si on
» le fait chauffer au moment de le manger.
» Il renferme seulement 1/5 de farine. » Le
chiffre que j'ai trouvé est un peu plus élevé
que celui donné par Soubeiran : 10 grammes de ce pain m'ont donné 1 gr. 37 de glycose, soit 1 gr. 23 d'amidon. Il contient
donc 12 gr. 3 p. 100 de matières féculentes.

Pain D (Paris), Foucard

Couronnes pesant 40 grammes d'un
diamètre de 0 m. 10. Fortement élastique,
se pulvérisant très difficilement. 10 grammes de ce pain m'ont fourni 1 gr. 86 de glycose, ou 1 gr. 67 d'amidon. Ce pain contient
donc 16 gr. 7 p. 100 d'amidon.

Pain E (Paris), Boulangerie Viennoise

En morceaux pesant 35 grammes, plus
long que large, ayant une forte dépression

sur une facc. Fortement troué, d'une élasticité moyenne, il contient 15 gr. 2 p. 100 d'amidon.

PAIN F (MARSEILLE), PAUL FILS AINÉ

En morceaux longs de 0 m. 50, avec des dépressions tous les 0 m. 10, d'un diamètre de 0 m. 4 en moyenne. Son poids est de 35 grammes. Il est blanc jaunâtre, d'une densité fort légère. Son élasticité est assez faible pour qu'il soit d'une pulvérisation relativement facile. 10 grammes de ce pain contiennent, après transformation, 2 gr. 11 de glycose, soit donc 1 gr. 89 d'amidon. Il contient donc 18 gr. 9 p. 100 de matières féculentes

LA DOCTRINE DE L'ACÉTONÉMIE

A propos d'un cas de coma diabétique

En collaboration avec M. le Dr J. CORNILLON.

—

1883

(*Progrès Médical, Année 1883, pages 1009 et 1028.*)

—

Dans ces dernières années, la science s'est enrichie d'une nouvelle et précieuse découverte : c'est le coma diabétique, accident rare, et c'est probablement grâce à ce fait qu'on n'est pas encore fixé sur la pathogénie de cette manifestation ultime et exceptionnelle de la glycosurie confirmée.

Kussmaul est le premier qui ait étudié sérieusement cette question. Avant lui, on trouve dans les auteurs des observations où le coma est signalé plutôt à titre de curiosité que comme entité morbide distincte. Les classiques sont pour la plupart muets à son sujet, et si Grisolle en parle, c'est pour l'attribuer à l'apoplexie séreuse.

Ailleurs, les cas dans lesquels le coma est relaté soigneusement sont généralement trop sommaires pour servir à l'histoire de cet accident.

Non seulement Kussmaul l'a décrit cliniquement, mais encore il lui donne une genèse. C'est à la présence de l'acétone dans le sang, à son accumulation, qu'il impute son apparition aussi soudaine qu'inattendue. Les expériences auxquelles il s'est livré sur les animaux, sans combattre absolument sa théorie, ne plaident pas complètement en sa faveur. On remarque en effet que, chez tous les chiens à qui il avait administré de l'acétone, soit en injection hypodermique, soit en inhalation, il se produit, au bout de quelque temps, de l'ivresse, de l'assoupissement, de la paralysie des membres, de la respiration irrégulière.

La plupart de ces symptômes se rencontrent, il est vrai, dans le coma diabétique. Mais l'ordre dans lequel ils se manifestent est interverti. C'est ainsi que la respiration fréquente, profonde, qui est le phénomène initial du coma diabétique, ne se produit chez les animaux acétonisés qu'après l'assoupissement et la paralysie des membres. Malgré cela, presque tous les auteurs français, et, entre autres, MM. Bourneville, Teinturier et Lécorché, acceptent la doctrine Kussmalienne. A l'étranger, elle est discutée et diversement jugée, bien que dans les cas de Berti, Donkin, Costes, Cantani, Petters, cités par M. Cyr, on eût flairé l'odeur de l'acétone chez les malades qui succombèrent.

Pas plus que les expériences sur les animaux, l'anatomie pathologique ne semble donner raison à la doctrine de l'acétonémie. Sur les trente-deux cas que rapporte M. Cyr dans son intéressante monographie, huit fois on procéda à l'examen des organes. Une seule fois, c'est le cas de Berti, on constata la présence d'un composé toxique assez analogue au chloroforme et à qui on imputa la production des accidents comateux.

Pour Frerichs, les corps qu'on a accusés de produire ce coma (acétone, acétylacétate de soude, acide acétylacétique) sont inoffensifs. On aurait affaire à une intoxication par décomposition du sang dont les substances ci-dessus sont les produits terminaux, le processus en lui-même restant inconnu jusqu'à nouvel ordre. Les expériences sur lesquelles Frerichs s'appuie ont été faites par Brieger. Des animaux d'abord, puis des hommes bien portants, et en dernier lieu des diabétiques, ont ingéré jusqu'à 20 grammes d'acétone pure par jour ; les sujets soumis à l'expérimentation n'ont été nullement incommodés et quelques traces d'acétone ont seules passé.

Dans un remarquable article publié par le *Progrès médical,* M. Brissaud, passant en revue les diverses théories auxquelles le coma diabétique a donné naissance (urémie, déshydratation des tissus, acétonémie), ne se prononce en faveur d'aucune d'elles, quoique, visiblement, il semble ne point pencher du côté de la doctrine de Kussmaul.

M. Dreyfous, dans sa thèse d'agrégation, est plus catégorique, sans cependant se montrer très enchanté de l'explication qu'on donne du coma diabétique. Bien que, dit-il, des objections puissantes minent la doctrine de l'acétonémie, si l'on entend parler exclusivement d'un empoisonnement par l'acétone, est-ce à dire qu'il faille rayer ce terme de la pathologie, alors que la plupart des auteurs français l'admettent et que la clinique l'appuie de sa haute autorité? Nous ne le croyons pas. On peut avec avantage garder cette expression qui rappelle un fait d'observation, l'odeur des malades, et s'applique à un état pathologique qu'on peut, à bon droit, ranger à côté de l'urémie. N'est-ce pas ainsi que l'on procède pour l'urémie elle-même? Quel est, dans cette dernière, l'agent toxique réel? On peut le discuter, mais il importe de maintenir le terme d'urémie pour ces faits cliniques sur lesquels tous les auteurs sont d'accord.

Les partisans de la doctrine de Kussmaul appuient leur opinion sur l'odeur chloroformique des malades frappés de coma diabétique et la présence de l'acétone dans l'urine, indiquée par deux réactions, celle de Gerhardt et celle obtenue par l'acide sulfurique. En ce qui concerne l'odeur de chloroforme, de vinaigre chaud, ce signe n'est pas aussi constant qu'on semble le croire ; car, sur les 32 cas de coma diabétique collationnés par M. Cyr, il n'est signalé que quatre ou cinq fois au plus. Quant à la présence de l'acétone dans les urines, il n'y a pas que chez les diabétiques qu'on l'observe. On en trouve, en effet, des traces chez les gens bien portants, les dyspeptiques, et, enfin, on en rencontre des proportions notables dans des maladies n'ayant rien de commun avec la glycosurie. M. Jaksch prétend qu'elle existe en excès dans la fièvre, quelle qu'en soit la cause, et dans certains carcinomes.

Cette hyperacétonurie influe-t-elle sur la marche, le pronostic de ces diverses affections ? Rien ne l'indique. Quoi qu'il en soit, il n'y a pas, comme l'avance M. Dreyfous, le moindre rapprochement pathogénique à établir entre l'acétonémie et l'urémie. Dans cette dernière forme morbide, il y a au moins deux phénomènes constants : la sécrétion de l'urine est diminuée, et l'urée qu'on y trouve est en moins grande proportion qu'à l'état normal. Tandis que, dans l'acétonémie, on en est encore à se demander où est le signe clinique, palpable, de cette intoxication, et quant au produit exceptionnel que l'analyse chimique décèle dans l'urine et qui se caractérise par la coloration rouge-brun que le perchlorure de fer communique au liquide et la teinte rosée que prend l'urine quand on la traite par l'acide sulfurique, rien ne prouve que ce soit de l'acétone. Pour établir le diagnostic, on est obligé non seulement d'examiner soigneusement les symptômes qui ont précédé le coma, tels que l'excitation, la dyspnée, mais encore de s'enquérir des circonstances qui l'ont provoqué, telles qu'une course pénible et rapide, un voyage long et fatigant.

Au double point de vue anatomique et symptomatique, l'exemple du coma diabétique que nous rapportons ci-dessous ne diffère pas sensiblement de la plupart de ceux qui sont cités par M. Cyr, mais il est loin de plaider en faveur de la doctrine de Kussmaul.

OBSERVATION. — Le 23 juillet dernier, à 4 heures du soir, on vint nous chercher pour soigner un étranger arrivé la veille, qui, disait-on, ne jouissait pas de la plénitude de ses facultés intellectuelles. Sur le champ, nous nous rendîmes au domicile qui nous était indiqué. Nous y trouvâmes le sieur K..., originaire de Nuits, accroupi sur le seuil de la porte d'un des locataires de la maison. Il n'avait que son pantalon et sa chemise, pas de chaussures ni de chapeau; il était dans l'attitude d'un homme ayant fait de récentes et copieuses libations. Nous l'invitâmes à se lever et à nous suivre jusque dans sa chambre; il ne nous répondit pas. Le propriétaire du garni le prit alors par le bras, le descendit à l'étage au-dessous qu'il habitait, et le déposa sur son lit. Après quelques minutes de repos, nous l'interrogeâmes, mais nous ne pûmes obtenir de lui aucune réponse sensée. A chacune de nos questions, il répétait cette phrase : « *Ah vrai! ce n'est pas à faire.* »

Très embarrassé, nous nous adressâmes alors au maître de la maison et nous apprîmes que ce malade était venu l'an dernier à Vichy et qu'il avait été soigné à l'hôpital militaire pour le diabète. Ne nous expliquant pas très exactement le motif pour lequel il avait été admis dans cet établissement où on ne reçoit que des soldats, nous sûmes bientôt qu'il avait servi pendant trois ou quatre ans dans un régiment d'artillerie et qu'il était très sobre.

K... était âgé de 25 ans et, depuis sa libération, exerçait la profession de tonnelier. Il était arrivé la veille à 9 heures du soir, après un voyage en chemin de fer de 14 heures, pendant lequel il avait enduré la faim et la soif. Il était harassé de fatigue, mais ne présentait pas d'incohérence dans son langage, sa tenue était correcte. Il prit du bouillon et alla se coucher. Pendant tout le temps qu'il causa avec le maître du garni, on remarqua qu'il respirait péniblement et souvent; il expliqua cette gêne par un rhume qu'il avait contracté dans l'hiver.

La nuit fut bonne, il dormit. A cinq heures, il se leva, but du lait en abondance et remonta dans sa chambre en disant : « Nous avons couché trois ensemble, le chef de gare et un autre. » On crut qu'il était fou. Il se recoucha. A onze heures, il descendit de nouveau dans la salle à manger, il absorba de l'eau et du vin, ne proféra pas une seule parole et se retira.

Depuis ce moment jusqu'à l'heure de notre visite (quatre heures du soir), il ne fit que monter et descendre les escaliers, tenant des propos incohérents, ayant une tenue des plus débraillées, ouvrant la fenêtre pour respirer, prétendant qu'il suffoquait, allant boire à la fontaine tant il était altéré.

Ayant fait déshabiller ce malade, nous

procédâmes à son examen. Il est d'une maigreur squelettique, ses muscles sont ceux d'un enfant de dix à douze ans. Il n'exhale pas d'odeur d'alcool, d'éther ou de chloroforme. Cette remarque est faite non seulement par nous, mais encore par les personnes qui nous entourent.

Aucune sensation douloureuse, pas d'œdème périmalléolaire, ni à la face. Les extrémités sont froides, légèrement cyanosées, peu sensibles au pincement. La respiration est profonde (40 par minute), le pouls est petit, régulier, fréquent (120 par minute). A l'auscultation, pas de bruit de souffle au cœur, pas de râles dans les poumons et les bronches. Les pupilles sont égales, médiocrement contractiles, pas de chaleur à la tête.

Voyant que nous avions affaire à du coma diabétique, nous prévenons le maître du garni que ce jeune homme serait vraisemblablement mort le lendemain, et nous l'engageons à le faire transporter d'urgence à l'hôpital civil. Il suit notre conseil, et à six heures ce malade y était installé. A sept heures, nous le revoyons pour la seconde fois.

Il est dans le coma. Les paupières sont demi-closes, les bras étendus le long du tronc sont immobiles, les membres inférieurs sont également dans la position rectiligne. Les uns et les autres sont presque insensibles au pincement et retombent inertes lorsqu'on les soulève. Les extrémités sont froides et cyanosées.

Il ne profère aucune parole spontanément, il ne répond pas quand on le questionne. La respiration est fréquente (42 par minute), le pouls est à 140, la température axillaire atteint à peine 35°,8. Nous pratiquons le cathétérisme et retirons 650 gr. d'urine acide qui, à l'analyse, donne le résultat suivant :

Densité 1022
Sucre . . . . 31 gr. 08 ⎫
Albumine . . . . . 0 gr. 52 ⎬ par litre.
Urée . . . . 8 gr. 96 ⎭

Le perchlorure de fer donne la coloration rouge brun caractéristique de l'acétone, d'après Gerhardt. Cependant. l'urine possède une odeur normale et le malade n'a pas non plus d'odeur particulière.

Après vingt minutes d'état comateux absolu, il survient un peu d'excitation. K... veut se lever, il s'agite dans son lit, tient quelques propos incohérents. L'avant-bras droit est fléchi à angle droit sur le bras et s'oppose à son redressement. On remarque dans ce membre quelques secousses convulsives. Rien de semblable dans les membres pelviens. On lui donne du café, du punch.

Au bout de quelques minutes, le coma reparaît et dure près d'une demi-heure.; un peu d'agitation lui succède. Cet état comateux s'accompagnant d'excitation de temps en temps, persiste jusqu'au moment de la mort qui a lieu le lendemain matin à 5 h. 1/2.

AUTOPSIE. — 1° *Examen des solides. Encéphale*. L'arachnoïde n'est adhérente nulle part à la substance cérébrale sous-jacente, elle n'est ni louche, ni épaisse, pas de sérosité dans la cavité sous-arachnoïdienne. Les vaisseaux de la pie-mère sont congestionnés.

Les circonvolutions cérébrales sont fermes et légèrement injectées. On ne trouve pas de foyer d'hémorrhagie ni de ramollissement dans aucun point du cerveau. Dans les ventricules latéraux, on peut recueillir deux ou trois grammes de sérosité sanguinolente.

Poumons. 1° Gauche. Adhérences pleurales nombreuses, surtout au sommet. Le parenchyme pulmonaire n'est ni congestionné, ni hépatisé. 2° Droit. Granulations tuberculeuses dans les trois lobes, mais plus spécialement dans le supérieur, où elles constituent dans certains points des masses jaunâtres, tantôt dures, tantôt en voie de ramollissement ; les unes grosses comme un haricot, les autres du volume d'une noisette. Les morceaux du poumon pris au voisinage de ces tubercules sont rouges à la coupe, denses et manifestement hépatisés.

Cœur. Il contient plusieurs caillots noirâtres très compactes.

A l'ouverture de l'*abdomen,* on constate que la cavité péritonéale ne renferme pas de sérosité. *Estomac*. Il contient des gaz, mais pas d'aliments, ni de liquides. *Foie, Rate*. Sains. *Reins*. Le droit pèse 220 gr., le gauche 212. Chez l'un et l'autre, pas d'adhérences de la capsule avec le tissu sous-jacent. La substance corticale est un peu pâle, la substance tubuleuse est au contraire rosée ; pas d'urine dans les bassinets.

Vessie. Dimension normale. Ce viscère contient 720 gr. d'urine limpide, acide et sans odeur spéciale ;

2° *Examen des liquides. Urine*. Densité, 1,021 ; sucre, 27 gr. 75 ; albumine, 0 gr. 30 ; urée, 7 gr. 10 par litre. Le perchlorure de fer donne la coloration rouge-brun caractéristique de la présence de l'acétone d'après Gerhardt.

Bile. La vésicule contient très peu de bile. Ce liquide est fort épais, gluant, il a une coloration verte très accentuée, il est inodore. Avec de l'eau distillée, nous faisons une solution assez étendue où l'on ne constate ni sucre, ni albumine, ni réaction de Gerhardt.

Suc pancréatique. Le pancréas, coupé en tranches très fines, est mis en macération dans l'eau distillée pendant 12 heures. Nous filtrons ensuite le liquide et nous y recherchons en vain la prétendue réaction de l'acétone.

Liquide ventriculaire. Nous filtrons les quelques grammes de sérosité que nous avons trouvés dans les ventricules latéraux et dans ce liquide nous versons quelques gouttes de perchlorure de fer : Pas de coloration caractéristique.

Sang. Tout ce qu'il y avait dans le foie, les poumons, le cœur, le cerveau a été recueilli. Nous l'avons laissé reposer 24 heures ; après ce laps de temps, le sérum était complètement séparé des éléments solides. Ce liquide, examiné au perchlorure de fer, ne nous a pas fourni la réaction rouge brun de Gerhardt.

I. Dans le cas en question, on pouvait hésiter un moment entre l'urémie et l'acétonémie. Les raisons pour lesquelles nous avons cru devoir rejeter la première affection sont les suivantes : Notre malade avait, il est vrai, 0 gr. 52 d'albumine par chaque

litre d'urine, et, en estimant à quatre litres
ce qu'il devait uriner en 24 heures, il per-
dait donc plus d'un gramme d'albumine
dans sa journée, ce qui est un chiffre assez
élevé. D'un autre côté, l'urée était d'environ
8 gr. par 1,000 gr. d'urine, ce qui donne
32 gr. pour une période de 24 heures, poids
plutôt supérieur qu'inférieur à la normale.
Enfin, à l'autopsie, les reins étaient sains,
ce qui éloigne toute idée d'urémie.

Il ne restait donc que l'acétonémie qui
pût expliquer ces accidents dyspnéi-coma-
teux aussi imprévus, survenant tout d'un
coup chez un homme affaibli par la glycosurie, arrivant d'un long voyage où il avait
souffert à la fois de la soif et de la faim. Ce
jeune homme serait-il donc succombé à
une intoxication par l'acétone ou ses analogues ? Nous ne le pensons pas. Tout
d'abord, il ne présentait pas l'odeur du
chloroforme que l'on se plaît à regarder
comme un signe caractéristique de l'acétonémie. L'haleine du malade n'offrait rien
de particulier et son urine n'avait pas d'o-
deur spéciale.

Il est vrai que le perchlorure de fer produisait, au contact de l'urine recueillie de
son vivant et après sa mort, la coloration
rouge-brun signalée par Gerhardt et que,
par l'acide sulfurique, il se formait dans
toute la masse du liquide une petite teinte

rosée devenant jaune orange par le perchlorure. Mais, nous prouverons tout à
l'heure que ces deux réactions n'appar-
tiennent pas à l'acétone. De plus, dans les
humeurs, dans la bile, le sang, le suc pancréatique, le liquide céphalo-rachidien, nous
avons été moins heureux que Berti, il ne
nous a jamais été possible d'obtenir ces
réactions que l'on a regardées longtemps
comme caractéristiques de l'acétone. Ce
n'est donc pas à un empoisonnement du
sang par ce corps volatil qu'est dû le cas
de coma diabétique dont nous venons de
parler.

Au surplus, l'acétone, introduite dans la
circulation, peut-elle produire une intoxication quelconque ?

Kussmaul a obtenu, il est vrai, sur des
chiens acétonisés, certains désordres dans
la motilité, la circulation, la respiration
qui, au premier abord, pourraient le faire
croire. Mais, tout récemment, Frerichs en
a prescrit jusqu'à 20 grammes par jour à
des malades, qui n'en ont ressenti aucun
effet appréciable. Enfin, M. Jaksch a découvert souvent de l'acétone dans l'urine
des fébricitants, des cancéreux, des diabétiques qui ne présentaient aucun malaise,
aucun phénomène morbide insolite dont on
put rendre l'acétone responsable. Chez des
diabétiques fortement amaigris, très affais-

sés, souffrant depuis de nombreuses années, nous avons obtenu six ou sept fois la réaction de Gerhardt. Parmi nos diabétiques gras, nous n'avons pu en rencontrer un seul où cette réaction se produisit, quoique plusieurs d'entre eux fussent atteints de glycosurie depuis fort longtemps, qu'ils éliminassent chaque jour de grandes quantités de sucre, qu'ils souffrissent cruellement de la soif et fussent notablement affaiblis. Chez les uns comme chez les autres, le diabète suivait sa marche ordinaire. Cependant, il est bon de noter que chez tous les malades dont l'urine nous donnait la coloration rouge-brun par le perchlorure de fer, cette réaction était persistante. Depuis plusieurs mois, nous l'observons chez le même diabétique maigre, son intensité semble être indépendante des doses de sucre éliminées.

Mossler a découvert de l'acétone dans la salive des diabétiques. Il prétend même que c'est par les glandes salivaires et les reins que ce corps tend à s'éliminer. Chez plusieurs glycosuriques acétonuriques, nous avons administré du jaborandi et nous avons examiné ensuite leur salive. Chaque fois, le perchlorure de fer a produit la coloration rouge-brun de Gerhardt, mais légèrement atténuée ; quant à la teinte rose-clair, elle n'a pu être obtenue avec l'acide sulfurique. Pour contrôler ces résultats, nous avons alors soumis à l'action du perchlorure de fer la salive de gens sains et constamment la coloration rouge-brun s'est produite et aussi nettement que quand nous nous servions de salive diabétique.

En tenant pour rigoureusement exact le mode d'élimination signalé par Mossler, on s'expliquerait difficilement une intoxication par l'acétone, puisque ce produit sort de l'économie par deux séries d'organes : les glandes salivaires et les reins. Il faudrait donc, pour qu'il y eût à un certain moment accumulation dans le sang, que ces glandes fussent altérées dans leur texture. Or, les autopsies de coma diabétique pratiquées jusqu'ici ne mentionnent rien de semblable.

II. Lorsqu'on examine l'urine d'un sujet acétonique, voici ce qui se passe :

1° En ajoutant une ou deux gouttes de perchlorure de fer dans un tube contenant quelques centimètres cubes de ce liquide, il se fait un précipité gris blanchâtre, qui disparaît si on verse un léger excès de perchlorure. Le liquide prend alors une belle coloration rouge-brun. Par ce procédé, on obtient dans les urines normales la première réaction, mais jamais la seconde, qui est caractéristique. En effet, si, dans ce second cas, on ajoute un excès de réactif, le précipité se dissout entièrement, mais le liquide prend la coloration jaune du perchlorure ;

2° Avec l'acide sulfurique, voici ce qui a lieu. Dès qu'on a versé quelques gouttes de ce liquide dans l'urine acétonique, il se forme une coloration rosée très belle, qu'il ne faut pas confondre avec la coloration rouge-pâle que donnent certaines urines fortement chargées de matières organiques. Par l'addition de quelques gouttes de perchlorure de fer, cette teinte rosée devient d'un jaune-orange superbe, caractéristique.

Est-ce bien à de l'acétone que sont dues les deux réactions que nous venons de citer ? Si, dans un tube à expérience, on verse quelques centimètres cubes d'eau distillée, et qu'on y ajoute une forte proportion d'acétone, en ayant soin d'agiter pour faciliter le mélange, et qu'ensuite on laisse tomber plusieurs gouttes de perchlorure de fer, on n'obtient jamais, qu'on expérimente à chaud ou à froid, la coloration rouge-brun indiquée par Gerhardt. En remplaçant l'eau distillée par de l'urine normale, il se forme, sous l'influence du perchlorure, une teinte gris-cendrée qui persiste intacte lorsqu'on verse un excès de réactif. Avec l'acide sulfurique, la coloration rosée ne se produit pas, qu'on opère sur de l'eau ou sur de l'urine acétonisées, qu'on expérimente à chaud ou à froid.

Dans le cas de coma dyspnéique dont nous venons de raconter l'histoire et chez plusieurs diabétiques dont l'urine présentait la réaction de Gerhardt, après avoir reconnu que l'acétone n'avait aucune action sur le perchlorure de fer, nous nous sommes demandé s'il ne fallait pas attribuer à ses dérivés ou à ses analogues la coloration indiquée par Gerhardt.

M. Jaksch, dans son travail, prétend que cette réaction est produite par l'acide acétylacétique ou éthyldiacétique, qui existerait dans l'urine à l'état d'éthyldiacétate de soude.

Or, Rupstein a démontré que l'éthyldiacétate de soude, qui se rencontre dans certaines urines, se décompose rapidement en acétone, alcool et bi-carbonate de soude. Mais, lorsqu'on conserve des urines donnant la réaction de Gerhardt jusqu'à décomposition presque complète, le perchlorure de fer leur communique, malgré la disparition de l'éthyldiacétate de soude, la coloration rouge – brun caractéristique. Enfin, un mélange d'alcool, d'acétone et de bicarbonate de soude ne se colore nullement par le réactif ferrique. Ceci prouve bien que l'acide éthyldiacétique n'entre pour rien dans la réaction de Gerhardt. Il en est de même de l'alcool, de l'acide acétique pur, de l'acide acétique impur, du chloroforme, de l'éther et de leurs mélanges.

En ajoutant à de l'urine normale ces différents corps purs ou mélangés, on n'obtient pas davantage la réaction de Gerhardt.

Si, dans une solution très étendue de peptone, on verse goutte à goutte du perchlorure de fer, il se fait un précipité blanc-grisâtre, comme dans toutes les urines examinées à l'aide de ce sel, et le liquide prend la coloration rouge-brun caractéristique ; mais, avec l'acide sulfurique, on n'obtient pas la teinte rosée des urines acétoniques. D'autre part, dans ces urines, si, après avoir formé ce précipité par le perchlorure, on filtre le liquide, il prend de nouveau la coloration rouge-brun caractéristique. Cette réaction de Gerhard est donc indépendante de la présence du corps qui donne le précipité ferrique. Les différences entre les solutions de peptone et les urines acétoniques sont donc sensibles, comme on le voit.

III. Dans l'urine acétonique, il est d'autres particularités qu'il est bon de signaler. Généralement acide, lorsqu'elle est neutralisée par la chaux, la soude ou l'ammoniaque, la réaction de Gerhardt est toujours apparente chez elle. Alcalinisée par les mêmes bases, cette réaction est tout aussi sensible.

Lorsqu'on distille de l'urine acétonique et que, dans le produit de la distillation, on ajoute du perchlorure de fer, la coloration rouge-brun ne se fait plus. Dans le résidu de la cornue, le même réactif donne un résultat tout aussi négatif. Il s'ensuit que le corps qui occasionne la coloration rouge-brun, indiquée par Gerhardt, n'est pas volatil. En faisant évaporer au bain de sable et à siccité de l'urine acétonique, si on reprend le résidu par l'eau distillée, la réaction de Gerhardt n'existe plus et l'acide sulfurique ne donne plus la coloration rose-clair.

Si on chauffe dans un bain de chlorure de calcium à 120°, durant deux heures, une urine acétonique, le liquide examiné ne donne plus la réaction de Gerhardt ni celle de l'acide sulfurique. Donc, ce corps est détruit ou décomposé par la chaleur. Enfin, quelques centimètres cubes de la même urine, maintenus pendant un laps de temps à une température de — 1°, ont donné la réaction de Gerhardt tout aussi nette que lorsqu'on opérait à la température de la salle.

CONCLUSIONS. — 1° Dans l'immense majorité des cas de coma diabétique, l'acétonémie ne peut être invoquée comme cause directe, absolue de cet accident. 2° La coloration rouge-brun par le perchlorure de fer et la teinte rose-clair par l'acide sulfurique s'observent non seulement dans les urines des individus succombant dans le coma diabétique, mais encore chez des gens amaigris, affaissés, depuis longtemps glycosuriques. 3° Ces réactions ne sont pas pathognomoniques de la présence de l'acétone ; elles ne sont pas en raison directe des quantités de sucre trouvées dans l'urine. 4° La distillation, une chaleur intense et prolongée, ont la propriété de les empêcher. Le refroidissement n'a pas le même effet. 5° Le perchlorure de fer, au contact de la salive des gens sains et diabétiques, produit une coloration rouge-brun caractéristique, quoique atténuée. 6° On n'observe généralement pas les réactions ferrique et sulfurique chez les diabétiques gras, lors même que leur maladie remonte à une époque très éloignée.

SUR LES URINES ACÉTONIQUES

En collaboration avec M. le Dr J. CORNILLON.

1883

(*Journal de Pharmacie et de Chimie. T. VIII, p. 495.*)

Tous les auteurs, Méhu, Neubauer et Vogel, Lécorché, etc., indiquent pour la recherche de l'acétone dans l'urine, deux réactions caractéristiques : 1° le liquide prend une coloration rouge-brun par le perchlorure de fer; 2° l'acide sulfurique pur communique à l'urine une coloration rose clair qui passe au jaune orange si on ajoute du perchlorure. Cette teinte rose clair ne doit pas être confondue avec la teinte rouge sale que l'on obtient avec l'acide sulfurique, lorsque dans une urine il existe beaucoup de matières organiques.

Les urines qui donnent ces réactions ne sont pas aussi rares qu'on le pensait autrefois. Bien des diabétiques, surtout ceux qui sont atteints d'amaigrissement très prononcé, présentent les signes chimiques que nous venons de citer. Pour notre part, outre un cas de coma diabétique, nous possédons cinq ou six observations de malades dont les urines se coloraient en rouge brun par le perchlorure et en rose clair par l'acide sulfurique. Nous devons ajouter que jamais nous n'avons observé cette réaction dans les urines de diabétiques gras. Depuis plusieurs mois, nous suivons un malade dont nous analysons presque journellement les produits, et que son état devienne plus grave ou s'améliore sous l'influence du traitement, les réactions caractéristiques de l'acétonurie persistent toujours sans atténuation comme sans augmentation. Dans aucun cas, l'urine de nos acétoniques n'a présenté l'odeur de pomme rainette, de chloroforme que les auteurs ont signalée. Chez le jeune homme qui mourut à l'hôpital dans le coma diabétique, nous fîmes constater par l'assistance que son urine était sans odeur au moment de son émission. Celle que nous trouvâmes le lendemain en faisant son autopsie était également inodore.

Nous avons ensuite essayé la salive de plusieurs diabétiques dont l'urine donnait la coloration signalée par Gerhardt. Toujours le perchlorure de fer produisait la coloration rouge intense que nous avons mentionnée, mais jamais la teinte rose clair que l'on constate avec l'acide sulfurique dans certaines urines diabétiques n'a pu être obtenue. Pour compléter nos recherches, nous avons alors soumis à l'action du perchlorure de fer, la salive de gens sains, et la coloration rouge brun se produisait chaque fois et aussi nettement que quand nous nous servions de salive de diabétiques.

Nous avons enfin examiné les gaz rendus dans l'expiration par deux diabétiques dont l'urine donnait cette réaction. Nos deux malades soufflèrent pendant vingt minutes dans une solution très sensible de perchlorure. Le réactif n'accusa à aucun moment de l'expérience des traces de la prétendue acétone dans l'air expiré.

Lors de nos premières recherches sur ce sujet, nous nous demandâmes tout d'abord si cette coloration rouge brun qu'on obtient avec le perchlorure en traitant l'urine de certains diabétiques était bien due à la présence de l'acétone. Nous ajoutâmes à de l'urine normale quelques gouttes d'acétone pure et répétâmes avec ce liquide la réaction de Gerhardt. En agissant ainsi, nous n'avons obtenu ni la coloration rouge brun par le perchlorure, ni la teinte rose clair par l'acide sulfurique. Plusieurs fois nous avons fait cette expérience en variant les quantités d'acétone ajoutées à l'urine et celle de perchlorure versée dans le liquide acétonique. Jamais nous n'avons pu ainsi caractériser cet aldéhyde.

Après avoir reconnu que l'acétone n'avait aucune action sur le perchlorure de fer, nous nous sommes demandé à quel corps il fallait attribuer la modification indiquée par la réaction de Gerhardt dans l'urine de certains diabétiques graves.

Le D^r von Jaksch, dans un travail récemment publié, prétend que cette réaction n'est pas produite par l'acétone, mais bien par l'acide acétylacétique ou éthyldiacétique découvert par Geuther et qui existerait dans le liquide à l'état d'éthyldiacétate de soude.

Or, Rupstein a démontré que l'éthyldiacétate de soude, qui se rencontre dans certaines urines, se décompose rapidement en acétone, alcool et bicarbonate de soude, d'après l'équation suivante :

$$C^{12}H^9NaO^6 + 2H^2O^2 = C^6H^6O^2 + C^4H^6O^2 + NaHC^2O^6.$$

Or, lorsque l'on conserve des urines donnant la réaction de Gerhardt jusqu'à décomposition complète, le perchlorure de fer leur communique, malgré la disparition de l'éthydiacétate de soude, si toutefois ce corps existe, la coloration caractéristique rouge brun.

De plus, un mélange d'alcool, d'acétone

et de bicarbonate de soude, ne se colore nullement par le réactif ferrique. Ceci prouve donc bien que l'acide éthyldiacétique n'entre pour rien dans la réaction de Gerhardt.

On a incriminé aussi l'alcool, l'acide acétique pur, l'acide acétique impur, des mélanges d'alcool et d'acétone, d'alcool, d'acide acétique et d'acétone, etc. Nous avons ajouté à de l'acétone ces différents corps purs ou mélangés, jamais nous n'avons obtenu la réaction.

Lorsque dans une solution très étendue de peptone on verse goutte à goutte du perchlorure de fer, il se fait d'abord un précipité blanc grisâtre qui se redissout dans un excès de réactif, et le liquide prend alors la coloration rouge brun caractéristique de la réaction de Gerhardt.

Or, voici ce qui se passe lorsqu'on examine une urine saine à l'aide du perchlorure de fer. Dès qu'on a versé deux ou trois gouttes au plus de ce sel dans le liquide, on remarque qu'il se fait un nuage grisâtre. Si on ajoute un excès de réactif, le précipité se dissout et prend la coloration jaune foncé du perchlorure de fer.

Lorsqu'on examine, au contraire, une urine contenant soi-disant de l'acétone, il se fait, comme avec la solution de peptone, un précipité blanc sale, et avec un léger excès de réactif, on obtient une coloration rouge brun caractéristique.

Il était donc permis de supposer que la peptone pouvait être la cause de l'anomalie que présentent certaines urines diabétiques. Mais si l'on sépare par filtration, tout le précipité ferrique qui se forme comme nous venons de l'indiquer, le liquide filtré qui ne donne plus de précipité par le perchlorure, se colore toujours en rouge par ce réactif. La réaction de Gerhardt est donc, ce nous semble, indépendante de la présence de la peptone dans l'urine.

Au reste, nous avons donné à des malades non glycosuriques deux cuillerées de peptone Catillon. Leurs urines examinées 12 heures après l'ingestion du médicament présentaient par le perchlorure le précipité blanc grisâtre, mais la coloration rouge brun ne se produisait pas lorsqu'on ajoutait un excès de réactif.

Nous terminons cette communication par la conclusion suivante : Le corps qui fournit simultanément la réaction de Gerhardt et la teinte rose clair par l'acide sulfurique, n'est ni de l'acétone, ni aucun des autres corps qui ont été signalés par les auteurs (acide éthyldiacétique, acide acétique, alcool, etc.).

SUR LE DOSAGE DE L'AMIDON

Dans le Pain de gluten.

—

1884

(*Journal de Pharmacie et de Chimie. Tome X, p. 114.*)

—

J'ai publié, dans le *Journal de Pharmacie et de Chimie* du mois de mai 1883, un article où je comparais entre eux différents pains de gluten au point de vue de leur teneur en amidon. J'avais fait mes dosages par le procédé classique, en transformant en glucose l'amidon d'un poids donné du pain au moyen de l'acide sulfurique et d'un courant de vapeur d'eau, et en dosant, après cela, le glucose par la liqueur de Fehling.

Certes, je n'ai pas la prétention de soutenir que ce procédé donne des résultats exacts ; il est relativement rapide, et je le crois assez utile chaque fois que l'on veut établir une *comparaison* entre des matières différemment *amidonnées*.

En janvier 1884, M. Richard fit paraître dans le même journal une *Note sur le dosage de l'amidon dans le pain de gluten,* note dans laquelle, après une judicieuse critique du procédé que j'avais employé et qui, selon lui, donnait un chiffre trop élevé, il décrivait le mode opératoire suivant : « On pèse une quantité de pain de gluten,
» réduit en poudre très fine, on la place
» dans un nouet de toile serré, et on la
» soumet à un lavage très prononcé jusqu'à
» ce que l'eau n'entraîne plus d'amidon.
» Alors, on réunit les eaux de lavage, on
» les réduit, par évaporation, à un petit
» volume qu'on introduit, avec l'amidon
» qu'elles surnagent, dans un tube de verre
» que l'on scelle à la lampe après addition
» de quantité suffisante d'acide sulfurique.
» Ce tube est maintenu dans un bain-marie
» à 105° pendant une dizaine d'heures, et
» c'est dans le liquide neutralisé que l'on
» dose le glucose. »

Par ce procédé on parvient, parait-il, à démontrer que des glutens ne titrent que 8.07 p. 100 d'amidon, quand par l'autre méthode on leur trouve un titre de 19 p. 100 (Richard), 18.9 p. 100 (Mallat).

J'avoue qu'un tel résultat me parut surprenant et, sans hésiter, je me mis à l'œuvre pour expérimenter les données de M. Richard.

Je mis quelques grammes de pain de gluten dans un nouet de toile fine, et après avoir lié fortement, je malaxai sous un mince filet d'eau. L'eau iodée me démontra facilement, dans le liquide que je recueillai, la présence de l'amidon. Pendant quatre heures de suite, je continuai l'opération de séparation d'amidon. Au bout de ce temps, la présence de l'amidon s'accusait tout aussi nettement qu'au début. J'estime à 15 litres au moins l'eau de lavage que j'employai le premier jour.

Le lendemain, je recommençai. Un troisième, un quatrième, un cinquième jour, je malaxai encore et je parvenais, après cinquante heures de travail au moins, à n'obtenir qu'une réaction tellement insensible, que je pouvais approximativement considérer l'amidon comme disparu du pain de gluten primitif.

Je n'allai pas plus loin. Cette première opération me suffit pour me convaincre de l'impossibilité d'employer le procédé de M. Richard, et pour me faire douter du résultat assez surprenant qu'il avait obtenu. Comment, en effet, réduire à un petit volume par évaporation, dans une analyse qui doit être rapide, une quantité d'eau que j'estime à 70 litres environ? Ce n'est pas par jour qu'il faudrait compter le temps nécessaire à un tel dosage, mais par mois; car, dans cette évaporation, il ne faut pas songer à élever fortement la température, à cause des modifications allotropiques faciles de l'amidon.

Et si, du reste, les chiffres donnés par M. Richard étaient exacts, je pourrais citer tel pain qui ne titrerait que 5.2 p. 100 d'amidon, et qu'il serait alors bien impossible d'ingérer. Celui dont je parle cependant est très agréable au goût.

La conclusion de mon travail est, je crois, que le procédé classique peut toujours être employé avec succès, lorsque l'on ne veut pas avoir un dosage précis de gluten, mais seulement une base de comparaison entre différents féculents. Dans le cas du pain de gluten, que l'on peut considérer comme un mélange de matières azotées et de matières féculentes, pour connaître *exactement* la teneur en amidon, il n'est qu'un procédé rigoureusement exact, c'est le titrage de l'azote par la chaux iodée dans un poids donné du pain, titrage d'où l'on déduira par le calcul la quantité de matières azotées ou gluten, en sachant que 100 parties de ce corps contiennent 25 p. 100 d'azote.

Par une simple soustraction du poids total du pain soumis à l'analyse, on connaîtra alors la teneur en amidon.

ANALYSE DE CALCULS

de la Vessie et de l'Urèthre

—

1884

(*Société des Sciences médicales de Gannat, page 20.*)

—

Dans notre séance d'août, M. A. Reignier a présenté à la Société quatre calculs, dont je vous mets sous les yeux la photographie, qui provenaient de la vessie et de l'urèthre. Vous m'avez chargé de les étudier, et ce sont les résultats de mes analyses que je vous communique aujourd'hui.

1° Calcul A (vessie). Ce calcul est sphérique, sa couleur est celle des calculs d'acide urique. Il pèse 0 gr. 018, son plus grand diamètre mesure 0 m. 004.

Scié par le milieu, il présente un noyau central autour duquel se sont formées des couches concentriques de même nature. Chauffé dans une capsule de platine, la matière dont il est formé disparaît complètement. L'acide azotique accuse la réaction de la murexide caractéristique de l'acide urique. Ce calcul est en entier composé de cet acide.

2º Calcul B (vessie). Celui-ci est en tout semblable au premier, il en diffère seulement par le poids et le diamètre. Il pèse 0 gr. 12, son diamètre est de 0 m. 0055.

3º Calcul C (urèthre). Calcul gris blanchâtre, aspect des calculs phosphatiques carbonatés, toucher rugueux. Il possède des cavités et des dépressions fortement marquées, il se termine à l'une de ses extrémités en forme de pointe de pieu ; à l'autre il est arrondi ; sa forme générale est celle d'une lentille convexe.

Il pèse 0 gr. 65, il mesure dans sa plus grande longueur 0 m. 021, et dans sa plus grande largeur 0 m. 009.

Scié par le milieu, il présente un gros noyau d'acide urique autour duquel sont venues se grouper des couches concentriques calcaires de 0 m. 0025 d'épaisseur. L'acide azotique indique la réaction de la murexide. L'acide chlorhydrique donne un dégagement de gaz carbonique, la solution azotique, traitée par le molybdate d'ammoniaque, donne le précipité jaune des phosphates.

L'analyse quantitative indique la composition suivante :

Eau........   2.3 %
Acide urique.   73.3 %
Phosphates..   15.7 %
Carbonates ..   8.7 %

4° Calcul D (urèthre). Calcul gris blanchâtre, aspect extérieur semblable au précédent. Forme ovalaire avec de nombreuses rugosités. Il pèse 0 gr. 367, il mesure dans sa plus grande longueur 0 m. 009, dans sa plus grande largeur 0 m. 006.

Scié par le milieu, il présente un gros noyau d'acide urique, entouré par des couches concentriques calcaires. Il donne les mêmes réactions que le précédent.

Sa composition est la suivante :

Eau   3   %
Acide urique.   68.5 %
Phosphates..   21.3 %
Carbonates ..   7.2 %

RÉFLEXIONS

Les calculs C et D ne contiennent aucune trace d'oxalate de chaux. Ce fait est bon à noter, il est la caractéristique des dépôts calcaires qui se forment dans l'urèthre et dans les uretères.

Je ne partage pas l'avis de M. le Dr A. Reignier sur la provenance du calcul D. D'après notre savant collègue, ce serait un

dépôt vésical qui, n'ayant pu franchir facilement le méat urinaire, se serait incrusté
de matières calcaires dans la fosse naviculaire.

Le calcul C, que M. A. Reignier considère à juste titre comme un calcul autoch-
tone, est formé, comme le calcul D, d'un
noyau d'acide urique provenant de la vessie
tout aussi considérable que celui du calcul
D, noyau qui s'est aussi incrusté de couches calcaires dans la fosse naviculaire.
Les compositions identiques, les formes
très rapprochées de ces deux calculs, ne
permettent pas, ce me semble, de séparer
leur genèse, ils doivent être considérés l'un
l'autre comme des calculs de l'urèthre.

OBSERVATIONS

relatives aux résultats obtenus par le traitement du diabète à Vichy.

—

1884

(Société des Sciences médicales de Gannat, page 22.)

—

Messieurs,

En relisant les épreuves du compte-rendu de vos séances, j'ai remarqué qu'à propos du traitement du diabète, notre collègue M. le Dr Roudaire avait, alors que je n'étais pas encore membre de la Société, posé cette question : *les eaux de Vichy guérissent-elles le diabète?* M. le Dr Cornillon a répondu, si j'ai bonne mémoire, que Vichy diminuait le sucre, la polydipsie, mais que le malade *retombait* en revenant au régime habituel; les guérisons radicales étant problématiques.

J'ai eu l'idée de vous présenter un argument en faveur de l'opinion de M. le Dr Cornillon ; cet argument, qui me semble fort probant, je l'ai puisé dans ma pratique professionnelle et j'en vérifie l'authenticité tous les jours.

Chaque année, j'ai à examiner de nombreuses urines diabétiques. Beaucoup de malades m'apportent de leurs produits au commencement et à la fin de leur traitement ; je soumets à votre sage discussion dix observations personnelles prises pendant les saisons thermales de 1882 et 1883, observations où vous trouverez simplement consigné et démontré ce fait : un diabétique, suivant le traitement de Vichy, perd, pendant les quelques jours qu'il passe dans cette station thermale, une dose de sucre variable, mais toujours très appréciable.

I — M. B...

Le 5 juillet 1882, urination de 24 heures : 2 litres contenant 142 gr. 86 de glycose.

Le 21 juillet, urination de 24 heures : 1,800 gr. contenant 121 gr. 65 de glycose.

Perdu en 16 jours 21 gr. 21 de sucre, soit 1 gr. 31 par jour.

La polyurie a diminué en 16 jours de 200 gr. par 24 heures.

II. — M. de L...

Le 16 juillet, urination de 24 heures : 2 litres contenant 81 gr. 64 de glycose.

Le 3 août, urination de 24 heures : 2 litres contenant 63 gr. 09 de glycose.

Perdu en 18 jours 18 gr. 55 de sucre, soit 1 gr. 03 par jour.

La polyurie n'a pas varié.

III. — M. Ber...

Le 5 août, urination de 24 heures : 1 litre contenant 30 gr. 06 de glycose.

Le 22 août, urination de 24 heures : 1 litre contenant 33 gr. 88 de glycose.

Perdu en 17 jours 5 gr. 24 de sucre, soit 0 gr. 30 par jour.

Il n'y avait pas de polyurie, mais au contraire de l'anurie.

IV. — M. R.

Le 6 août, urination de 24 heures : 3 litres contenant 53 gr. 58 de glycose.

Le 18 août, urination de 24 heures : 2 litres contenant 42 gr. 09 de glycose.

Perdu en 12 jours 11 g. 49 de sucre, soit 0 gr. 95 par jour.

La polyurie a diminué d'un litre pendant le même temps.

V. — M. M...

Le 19 juillet, urination de 24 heures : 2 litres 1/2 contenant 106 gr. 96 de glycose.

Le 7 août, urination de 24 heures : 2 litres contenant 71 gr. 37 de glycose.

Perdu en 19 jours 35 gr. 59, soit 1 gr. 86 par jour.

La polyurie a diminué pendant le même temps d'un demi litre.

VI. — Mme Ba...

Le 23 juillet, urination de 24 heures : 2 litres contenant 68 gr. 62 de glycose.

Le 11 août, urination de 24 heures : 2 litres contenant 45 gr. 52 de glycose.

Perdu en 19 jours 23 gr. 10. soit 1 gr. 21 par jour.

La polyurie n'a pas diminué.

VII. — Mme de St-M...

Ls 17 août, urination de 24 heures : 3 litres contenant 23 gr. 32 de glycose.

Le 25 août, urination de 24 heures : 1 litre 3/4 contenant 69 gr. 8 de glycose.

Perdu en 9 jours 13 gr. 62, soit 1 gr. 50 par jour.

La polyurie a diminué de 1/4 de litre dans le même temps.

VIII. — M. Ja...

Le 30 août, urination de 24 heures : 1,500 gr. contenant 80 gr. 25 de glycose.

Le 19 septembre, urination de 24 heures : 1,500 gr. contenant 46 gr. 32 de glycose.

Perdu en 20 jours 52 gr. 93 de sucre, soit 2 gr. 64 par jour.

Il n'y avait pas de polyurie. La quantité d'urine excrétée est restée normale.

IX. — M. N...

Le 26 juin 1883, urination de 24 heures :

2,870 gr. contenant 172 gr. 24 de glycose.

Le 6 juillet, urination de 24 heures : 2,210 gr. contenant 109 gr. 89 de glycose.

Perdu en 10 jours 62 gr. 35, soit 6 gr. 23 par jour.

> X. — M... Alexandre, 16 ans (diabète maigre).

Le 3 juillet, urination de 24 heures : 7 litres contenant 512 gr. 82 de glycose.

Le 10 juillet, urination de 24 heures : 6 litres 1/4 contenant 396 gr. 27 de glycose.

Perdu en 15 jours 116 gr. 55, soit 7 gr. 76 par jour.

La polyurie a diminué dans le même temps de 3/4 de litre.

J'ai choisi à dessein, pour ces observations, 10 diabètes graves. On voit que toujours le sucre a diminué, là très légèrement, ici au contraire très fortement ; et, par un simple calcul, on trouve que la moyenne de la perte de sucre par jour est de 2 gr. 47. Je m'empresse d'ajouter que cette moyenne est un peu forte; cela tient surtout aux observations IX et X qui sont véritablement extraordinaires.

J'ai rarement vu le sucre, chez de véritables diabétiques, disparaître totalement des urines. Bien des malades arrivent à n'avoir, avec le traitement de Vichy, que 2 ou 3 gr. de glycose par litre, il est fort rare que l'urine devienne tout à fait normale.

Un seul de mes malades a été pour ainsi dire rebelle au traitement; c'est celui qui fait l'objet de l'observation III. Il était à Vichy lors de la publication des résultats obtenus par M. Félizet au moyen du bromure de potassium; il me confia le dessein qu'il avait d'aller consulter ce docteur; je n'ai depuis reçu aucune nouvelle de lui.

En résumé, Messieurs, je crois que les observations que je viens de vous lire prouvent surabondamment que Vichy diminue chez le diabétique non-seulement le sucre, mais encore la polyurie. J'insiste sur ce fait important que le plus souvent la polyurie diminue rapidement par l'usage de l'eau de Vichy. Ceci m'amène à conclure que l'on ne doit jamais, pendant le traitement du diabète, examiner les urines sans connaître la quantité rendue en 24 heures, car il est fort possible, et pour ma part j'ai vu souvent de tels faits, que la dose du sucre contenue par litre ne diminuât pas pendant les 20 ou 25 jours de traitement de Vichy et que seule la polyurie disparût.

Le sucre perdu en 24 heures n'en était pas moins considérable.

LES ÉGOUTS DE VICHY

Et le ruisseau des Rosières

—

1884

(Bulletin de la Société d'Hygiène de Vichy, page 15.)

—

Messieurs,

La création de la Société d'Hygiène de
Vichy a coïncidé avec la construction d'un
égout partant de *l'avenue de la Gare*, à
hauteur de la rue Neuve, suivant cette
avenue jusqu'à la *rue de Nîmes*, tournant
l'angle de *l'ancienne Croix de la Mission*,
pour aller se déverser dans celui de la *rue
du Casino*, que les Ponts-et-chaussées ont
terminé cette année même.

Vous ne vous étonnerez donc pas, Messieurs, de me voir, dès cette première
séance, aborder, sans autre préambule, la
question du Vichy souterrain et vous demander la sanction de votre haute et sa-

vante autorité scientifique pour appuyer les conclusions que je vais avoir l'honneur de vous soumettre.

Est-il nécessaire de reprendre la question *ab ovo?* Nous l'avons, mon excellent ami R. Batilliat et moi, suffisamment étudiée, dans notre livre sur les *Eaux douces de Vichy*, pour n'avoir plus à y revenir. Je rappellerai et je m'arrêterai seulement sur ce fait que nous demandions, avant tous travaux, l'élaboration d'un *plan général d'ensemble*. Notre opinion, fort sage cependant, n'a pas prévalue, car aujourd'hui, à Vichy du moins, l'on suit les mêmes errements qu'en 1880. Ce sont des tronçons d'égout que l'on construit, ne s'occupant que de ce que l'on fait maintenant, sans songer à l'avenir, sans prévoir si ceux-ci pourront se déverser dans d'autres que l'on sera certainement appelé à édifier un jour.

Et pourtant, Messieurs, vous avouerez que notre projet n'augmentait pas de beaucoup la dépense : faire un plan général, soumettre ce plan à une enquête *de commodo et incommodo*, l'approuver et le suivre comme on suit le plan de ville pour donner les alignements. Y avait-il là une difficulté insurmontable? N'y a-t-il pas eu plutôt une négligence facile à réparer, car je ne veux pas croire au bruit public qui donnerait comme motifs à cette façon de faire ce dicton populaire que *nul n'est prophète dans son pays.*

Si l'on avait suivi notre système, l'on ne verrait pas des radiers d'égout de 0^m80 de haut, s'élever à près de 2 mètres du radier du collecteur dans lequel ils se déversent ; l'on ne possèderait pas des égoûts où, en été, l'eau ne coule que les jours de pluie, et l'on aurait déjà pu faire disparaître le puant et infect *ruisseau des Rosières,* qui cette année va infecter et puer bien davantage si, au plus tôt, on ne se décide à le faire combler.

Et en effet, Messieurs, qu'était-ce autrefois que le ruisseau des Rosières ? Avant 1880, il était formé par l'eau du trop-plein de la Font-Fiolant à laquelle venait s'ajouter celle qui le constitue aujourd'hui, et dont la source se trouve à peu près au milieu du terrain appartenant à l'hôpital civil. A cette époque, quoiqu'il fût déjà insalubre, il recevait néanmoins assez d'eau pour avoir un écoulement suffisant, et je ne me rappelle pas avoir senti, alors, les émanations putrides qui s'en échappent maintenant, en été surtout.

Lorsqu'on construisit l'égout de l'avenue des Célestins, on y fit arriver l'eau de la Font-Fiolant, et on enleva ainsi plus de la moitié du volume qui constituait l'ancien **ruisseau des Rosières.**

Cette année, on va faire tomber dans l'égout de l'avenue de la Gare toute la partie supérieure de ce ruisseau, celle qui, partant de la source, vient jusqu'au milieu de l'ancien champ de foire, la seule, en un mot, qui lui fournisse encore de l'eau. Et alors, que va devenir ce ruisseau, depuis sa naissance jusqu'à son embouchure dans le collecteur du boulevard National ? Je ne vois, pour l'alimenter, que les eaux du Marché et celles des nombreuses fosses d'aisances qui sont établies sur tout son parcours.

Que résultera-t-il de cet état de choses ? Vous le savez tous, Messieurs, et il importe de le proclamer bien haut pour qu'on y prenne garde : le ruisseau des Rosières sera, dans l'avenir, un foyer de méphitisme et d'épidémie.

Quand nous avons prévu, indiqué une innovation hygiénique à réaliser, nous n'avons réalisé que la moitié de notre tâche. Il nous faut aussi indiquer le meilleur moyen d'atteindre le but que nous nous proposons, de faire cesser la cause nuisible à la santé publique que nous avons dénoncée.

L'eau douce manque à Vichy, en été surtout. Il est donc inutile de songer à désinfecter les mares croupissantes qui vont désormais constituer le *ruisseau des Rosières* au moyen de chasses d'eau suffisantes pour entraîner les détritus de toutes sortes qui en encombrent le fond. On a dit qu'un jour ou l'autre on canaliserait ce ruisseau et qu'on le transformerait ainsi en égout secondaire. Cette solution est-elle pratique? Résout-elle !e problème ?

Les égouts se placent généralement dans le milieu des chaussées, et je crois qu'il n'y a pas d'exemple d'égouts traversant une ville par dessous les habitations. Là serait pourtant le cas de la nouvelle voie souterraine projetée. Au reste, les radiers des canalisations que l'on construit à Vichy ne sont pas cimentés? Sont-ils parfaitement étanches ? Le seront-ils dans dix ans, dans vingt ans ? Sans crainte de me tromper, je puis bien répondre négativement. Donc, en transformant le *ruisseau des Rosières* en égout, je crois que les caves avoisinantes, au lieu d'être drainées par lui, serviraient au contraire à le drainer, ce qui est un danger quelquefois mortel, toujours très grave.

La seule solution pratique, celle que j'ai toujours défendue et demandée alors qu'on effectuait le curage de ce cours d'eau en pleine saison, en juin, par une température de 20 à 25°, consiste à le combler dans toute sa longueur.

A quoi va servir ce ruisseau maintenant? Que ses défenseurs me le disent et je suis prêt à modifier mon opinion. Jusqu'à preuve contraire, je crois qu'il ne peut être considéré que comme un foyer de méphitisme et d'infection, et, en conséquence, je prie la Société de vouloir bien appuyer la conclusion de ma communication, conclusion qui se formule par cette proposition : *Inviter l'Administration à faire combler dans le plus bref délai le ruisseau des Rosières, qui, dans l'avenir, pourrait présenter, au point de vue de l'hygiène publique, de graves inconvénients.*

A PROPOS DU RUISSEAU DES ROSIÈRES

—

1884

(Bulletin de la Société d'Hygiène de Vichy, page 8.)

—

Messieurs,

Dans votre séance du mois de mars, mon excellent ami le docteur J. Nicolas, du Mont-Dore, vous a lu un rapport au nom de la majorité d'une commission chargée de se prononcer sur une communication que je vous avais faite, relative au *ruisseau des Rosières*. Une bien triste circonstance m'a tenu à cette époque, pendant une longue période, éloigné de mes devoirs professionnels ; je n'ai donc pu prendre connaissance, en temps opportun, du travail de votre commission ; c'est ce qui explique les quelques minutes d'attention que je réclame, aujourd'hui, de votre obligeance pour entendre ma protestation tardive, il est vrai, mais qui aura au moins, le résultat de dégager ma responsabilité du vote que vous avez émis le 10 mars de cette année.

Qu'il me soit permis, toutefois, de remercier, dès maintenant, votre rapporteur des louanges, bien peu méritées cependant, qu'il m'a adressées relativement à l'initiative que j'avais osé prendre de soulever, devant vous, la question du *ruisseau des Rosières*. Il me pardonnera de discuter courtoisement son travail, et de ne pas partager complètement son avis sur bien des points d'hygiène publique.

Je cite textuellement un passage du rapport :

« Notre collègue a, en effet, établi que le
» *ruisseau des Rosières*, principalement
» dans la partie qui s'étend du Marché à la
» rue Cunin-Gridaine, devait être considéré
» comme un égoût. Quel autre nom donner
» à un ruisseau qui, après l'achèvement de
» la canalisation de l'avenue de la Gare,
» ne recevra plus d'eaux propres, si ce
» n'est, d'une façon absolument intermit-
» tente et irrégulière, les eaux de pluie, et
» dans lequel seront déversées chaque jour,
» régulièrement, les eaux riveraines et
» certaines fosses d'aisances des habitations
» riveraines ? Or, ce ruisseau-égout pré-
» sente deux grandes conditions d'insalu-
» brité : 1° il n'a pas de radiers, et 2° il

» est découvert dans une partie de son
» parcours. »

Je n'ai jamais dit que, dans aucune de
ses parties, le *ruisseau des Rosières* puisse
être considéré comme un égout.

Un ruisseau qui n'a pas de radiers, qui
est découvert dans la moitié de son parcours, qui ne reçoit des eaux que d'une
façon intermittente et irrégulière, ne peut,
dans aucun cas, être classé, de nos jours,
parmi les égouts et je m'étonne fort qu'on
ait donné, ici, ce nom au *cloaque infectant
et putride* qui va empester cette année tous
les quartiers qu'il traverse.

Plus loin, dans la communication de
notre savant collègue, je lis encore :

« Les inconvénients du ruisseau-égout
» qui viennent d'être signalés, disons même
» le mot, ces dangers, expliquent suffisam-
» ment le désir qu'a M. Mallat de voir
» disparaître le *ruisseau des Rosières*. Mais
» nous ne suivrons pas notre honorable
» collègue dans cette conclusion de son
» travail. *Faire combler le ruisseau des
» Rosières* nous parait actuellement une
» impossibilité. »

Ainsi, mon désir de voir *combler le ruisseau des Rosières* est bien établi par le
rapporteur de votre commission lui-même,
et ma conclusion parait être cependant,
pour l'instant seulement, *une impossibilité*.

Cette *impossibilité* est basée : 1° sur les droits que peuvent avoir les riverains à verser leurs eaux pluviales et *autres* dans le *ruisseau-égout* de votre commission, et 2° la ville de Vichy à se servir de ce *fossé bourbeux* comme d'un véritable égout, pour y faire écouler les divers liquides produits par le marché et les rues avoisinantes.

J'ai toujours cru qu'il existait une loi sur l'intérêt public, au moyen de laquelle une municipalité, après une enquête *de commodo et incommodo* pouvait, d'un seul trait de plume, commander à mille pioches d'abattre telle ou telle habitation qui dépare un beau quartier. Le propriétaire a des droits lui aussi ; son habitation est bien plus sa propriété que le *ruisseau des Rosières* est celle de ses riverains. Et sans hésitation, vous allez exproprier cet homme, vous allez le forcer à vendre son champ pour permettre, souvent, à un capitaliste de réaliser une bonne affaire, et vous hésiterez à exproprier les riverains d'un ruisseau dont les émanations putrides menacent d'empester toute une population ! Cela ne se discute pas. Aucun riverain ne songera à récriminer le jour où on lui dira que pour cause d'*infection publique* il doit, dans les huit jours, combler la partie du *ruisseau-égout,* ce n'est pas moi qui l'ai nommé ainsi, qui s'étend encore aujourd'hui du Marché au boulevard National. Mais passons.

Il paraît que si le ruisseau « ne peut être » supprimé, du moins il peut être trans- » formé dans la partie qui s'étend de la » rue des Halles au Parc et converti en » un canal maçonné sur toutes ses faces. » C'est là, vous a-t-on dit, « un travail indis- » pensable à la salubrité d'un quartier de » Vichy. »

Je crois qu'il n'est pas possible de trans- former dans l'état actuel le *ruisseau des Rosières* en un égout convenable, et je viens encore protester contre ce moyen de combler un *desideratum* que vous tous, Messieurs, avez reconnu et admis.

J'ai dit déjà, dans la première communi- cation que j'ai eu l'honneur de vous lire, que les règles d'hygiène, les seules dont nous devons nous inspirer, veulent que l'on place toujours les égouts dans le milieu des chaussées, et qu'il n'y a certainement pas d'exemple de *véritables égouts* traversant une ville par dessous les habitations. J'a- joutais que là serait, cependant, le cas de la nouvelle voie souterraine que votre com- mission recommande comme solution au problème à résoudre.

De plus, je le répète, les radiers des cana- lisations que l'on construit à Vichy ne sont pas cimentés. Sont-ils étanches? Le seront·

ils dans 10 ans, dans 20 ans? Sans crainte de me tromper, je puis bien répondre négativement. Donc, en transformant le *ruisseau des Rosières* en égout, je crois que les eaux avoisinantes, au lieu d'être drainées par lui, serviraient au contraire à le drainer, ce qui est un danger quelquefois mortel, toujours très grave.

Votre commission a-t-elle examiné, au reste, si ce qu'elle vous proposait était pratique? A-t-elle tenu compte du nivellement de la ville, a-t-elle vu aussi quelle était la profondeur : 1° des voies souterraines de l'établissement thermal, avec lesquelles les égouts ne peuvent avoir aucune communication, et 2° du collecteur du boulevard National dans lequel se jette, à l'heure actuelle, le *ruisseau des Rosières*. Toutes questions que j'aurais voulu voir approfondir pour réfuter ma conclusion, toutes questions dont on a oublié de parler cependant.

Jusqu'à preuve du contraire, je maintiens donc que dans l'intérêt public et pour protéger, contre la maladie, un des plus beaux quartiers de notre Vichy thermal, il n'y a qu'un moyen radical, il est vrai, mais pratique cependant, c'est de *faire combler au plus tôt le ruisseau des Rosières dans toute la partie qui s'étend du Marché au boulevard National.*

PRÉSENCE DE L'ACIDE SULFOCYANIQUE

Dans certaines urines.

En collaboration avec M. le Dr J. CORNILLON.

—

1884

(Bulletin de la Société de Pharmacie du Centre, p. 20.)

—

Nous avons démontré (*Progrès Médical* des 15 et 22 décembre 1883) que la réaction de Gerhardt, coloration rouge-sang que l'on obtient en traitant certaines urines par le perchlorure de fer, n'était pas due, comme l'indiquaient les auteurs (Méhu, Neubauer et Vogel, Lécorché, etc.) à de l'acétone, et nous avons, par ce fait même, à propos d'un cas de coma diabétique, combattu la doctrine de l'acétonémie. Aujourd'hui, nous venons compléter nos recherches de l'an passé.

Les urines que l'on croyait jusqu'à ce jour acétoniques, contiennent de l'acide sulfocyanique ou du moins un de ses sels alcalins, le sulfocyanure, ou mieux le sulfocyanate de potassium ou de sodium, par exemple. En effet, ces urines donnent avec le chlorure ferrique une coloration rouge-sang très intense, qui disparait par l'addition d'acide chlorhydrique et d'acide azotique. Nous savons que l'un des caractères de la solution rouge sulfocyanée, indiquée dans les livres classiques, est de ne pas se décolorer par l'acide chlorhydrique : mais des expériences récentes sur ce sujet nous permettent d'affirmer que lorsque l'on agit sur des liquides contenant de faibles quantités d'acide sulfocyanique, comme cela a lieu pour les urines, l'acide chlorhydrique décolore très bien les solutions rouges obtenues par l'action du perchlorure sur de tels liquides. L'acide oxalique agit de la même façon que les acides chlorhydrique et azotique sur cette coloration, mais un excès de perchlorure la rétablit. L'hyposulfite de soude décolore aussi la solution rouge. L'ammoniaque précipite de cette solution ferrique de l'hydrate de fer en la décolorant. L'intensité de coloration du liquide rouge décroît à mesure que la température s'élève ; par le refroidissement, la coloration reprend son premier état. Le sous-acétate de plomb fait naître dans de telles urines, comme, du reste, dans les urines normales, un précipité blanc ; mais celui que l'on obtient avec les urines sulfocyaniques jaunit par la chaleur en se transformant en sulfocyanate de plomb.

Ces caractères sont identiquement ceux de l'acide sulfocyanique. Nous sommes donc bien en droit d'attribuer à cet acide ou aux sulfocyanates alcalins, la réaction indiquée par Gerhardt, que l'on rencontre dans les urines dont nous nous occupons.

Dosage de l'acide sulfocyanique contenu dans les urines. — Il ne faut pas songer à doser l'acide sulfocyanique par le procédé ordinaire (formation de sulfocyanate d'argent au moyen de liqueurs titrées). La présence des chlorures, difficilement éliminables, sans toucher à l'acide sulfocyanique, empêche de se servir de solution titrée d'azotate d'argent. Nous avons adopté le procédé suivant. Nous admettons que l'acide sulfocyanique existe dans les urines à l'état de sulfocyanate de potassium. Dans une quantité connue d'urine normale, 240 c. c., par exemple, nous ajoutons 10 cent. cubes d'une solution faite avec 1 gramme de sulfocyanate de potassium pur et 200 grammes d'eau distillée. Les 250 centimètres cubes d'urine ainsi obtenus contiennent donc 0 gr. 05 de sulfocyanate. Nous mettons dans un tube à expérience, très propre, 10 centimètres cubes de cette urine sulfocyanée, et nous y versons à l'aide d'un compte-gouttes, une goutte de perchlorure de fer d'Adrian. Il se fait un précipité blanc-jaunâtre. Nous ajoutons une seconde, une troisième goutte, en agitant chaque fois le tube, et cela jusqu'à la coloration rouge persistante. Dans l'exemple que nous avons pris, 5 gouttes de perchlorure de fer ont été nécessaires pour arriver à ce résultat. Nous en concluons donc que 5 gouttes de perchlorure de fer correspondent à la quantité de sulfocyanate de potassium contenues dans les 10 centimètres cubes en expérience, soit 0 gr. 002.

De là, il est facile de déduire le *modus operandi* suivant : On prend 10 centimètres cubes de l'urine à examiner, on les place dans un tube à expérience, et l'on ajoute avec le même compte-gouttes et les mêmes précautions le même perchlorure de fer qui a servi dans l'expérience précédente jusqu'à coloration rouge persistante. Supposons qu'on ait employé pour cela 3 gouttes de perchlorure. Comme la quantité de sulfocyanate de potassium cherchée est inversement proportionnelle à la quantité de perchlorure employée, on fera le raisonnement suivant :

Puisque cinq gouttes de perchlorure de fer correspondent à 0 gr. 002 de sulfocyanate, 1 goutte de perchlorure de fer correspond à 5 fois plus de sulfocyanate ou à 0 gr. 002 × 5, et 3 gouttes de perchlorure de fer correspondent à 3 fois moins ou à

$$\frac{0 \text{ gr. } 002 \times 5}{3} = 0 \text{ gr. } 0034.$$

10 centimètres cubes d'urine contiennent donc 0 gr. 0034 de sulfocyanate de potasse. De là il est facile de conclure qu'un litre d'urine contient 0 gr. 34 de ce sel. Connaissant la teneur en sulfocyanate, on calculera facilement, au moyen des équivalents, la quantité correspondante d'acide sulfocyanique.

Hypothèse sur la formation de l'acide sulfocyanique dans l'économie. — On sait que l'acide sulfocyanique se forme très facilement lorsqu'un sulfure se trouve en présence de l'acide cyanique ou d'un cyanate. Or, les sulfures ne sont pas rares dans l'organisme. Quant à l'acide cyanique, il peut se former au moyen de l'urée perdant de l'ammoniaque (Schützenberger, Chimie Générale, tome II, page 603). Les corps qui peuvent servir à synthétiser l'acide sulfocyanique peuvent donc se trouver en présence dans l'économie et l'on peut ainsi expliquer, croyons-nous, la présence de cet acide dans l'urine de malades toujours gravement atteints.

Avant d'aller plus loin, nous ferons remarquer que nous n'avons pas eu la prétention de découvrir les premiers l'acide sulfocyanique ou le sulfocyanure dans les urines. Nous avons dit seulement que la réaction de Gerhardt que l'on observe dans certaines urines diabétiques n'était pas due à de l'acétone comme on le croyait avant nous, mais bien à l'acide sulfocyanique ou mieux à un sulfocyanure.

Nous arrivons maintenant à une première critique qu'on nous a faite. Ce n'est pas l'acide sulfocyanique, nous a-t-on dit, qui existe dans les urines dont nous parlons, mais bien un composé d'acide acétique et d'acide cyanique, quelque chose comme un acide acétilcyanique. Pour réfuter cette assertion, nous rappellerons seulement ce fait que l'acide acétique n'apparaît dans l'urine que dès que celle-ci n'est plus fraîche ou qu'elle a commencé à fermenter comme avec l'urine diabétique. Or, dans les cas dont nous parlons, l'urine à l'émission est identiquement la même que ce qu'elle est au bout de 12 ou 24 heures. L'acide acétique n'a pas eu le temps de se former, ce n'est donc pas l'acide acétilacétique qui donne la réaction de Gerhardt, mais bien l'acide sulfocyanique ou un sulfocyanure comme nous le prétendions dans une communication précédente.

On nous a dit encore à propos du même travail : « Ce n'est pas du sulfocyanure de » potassium que vous avez dans ces » urines, mais bien du sulfocyanate d'am- » monium. »

Nous répondrons à cela que dans notre communication nous n'avons pas indiqué, à dessein, à quel sel de l'acide sulfocyanique on avait à faire. Cependant, nous avouons sincèrement que nous croyons à l'existence probable du sulfocyanate d'ammonium. Mais où nous différons d'opinion avec notre contradicteur, c'est sur la synthèse de ce sulfocyanate. Celui-ci se basant sur ce que le sulfocyanate d'ammonium ne diffère de la sulfourée que par une simple transposition moléculaire, transposition qui s'opère avec la plus grande facilité, dit-il, prétend que la sulfo-urée, qui peut facilement se produire dans l'urine *sans modifi- cations sensibles des fonctions naturelles,* est le type d'où doit sortir le sulfocyanate chez *certains sujets épuisés qui brûlent tous leurs tissus lesquels sont riches en éléments sulfurés.*

Or, il y a dans cette opinion une erreur chimique qu'il est bon de rectifier.

La sulfo-urée, l'urée sulfurée ou la sulfocarbamide $(C^2S^2Az^2H^4)$ se produit par une transformation moléculaire du sulfocyanate d'ammonium $(C^2S^2Az^2H^4)$ (Voir

Wurtz. Dictionnaire de chimie, page 124). C'est le contraire qui doit se passer dans l'hypothèse qu'on oppose à la nôtre. Il est vrai que Schutzenberger (Chimie générale. Tome II), prétend que la réaction inverse peut avoir lieu, c'est-à-dire que le sulfo-cyanate d'ammoniaque peut naître de la sulfo-urée.

Mais pour que cette transformation ait lieu il importe, cela va de soi, que la sulfo-urée existe dans l'économie. Or, cette existence n'est pas bien facile à admettre. En dehors des synthèses que nous venons de citer, nous ne voyons de possible que celle qui permet de constituer ce corps en traitant la cyanamide par l'hydrogène sulfurée. Or, il faut démontrer, pour ce faire, que la cyanamide ($C^2Az^2H^2$) peut se former au moyen de l'urée. Nous ne sachions pas qu'une telle synthèse soit citée quelque part.

Nous ne disons pas que l'hypothèse que nous avons émise, sur la formation de l'acide sulfocyanique dans les urines, soit la bonne, la vraie ; mais nous avons la prétention qu'elle est plus compréhensible que l'autre. Tout le monde peut fort bien saisir, ce me semble, la formation de l'acide cyanique par l'urée perdant de l'ammoniaque et formant ensuite avec les sulfures de l'économie l'acide sulfocyanique qui s'associe avec une base, l'ammoniaque, si vous voulez pour fournir le sulfocyanate d'ammonium. Nous le répétons, nous ne saurions affirmer aujourd'hui si c'est bien ce sel que l'on rencontre dans les urines dont nous nous occupons, mais ce que nous prétendons, c'est que celles des 25 ou 30 diabétiques maigres que nous avons examinées depuis près de deux ans contenaient toutes de l'acide sulfocyanique en proportion variable suivant l'état pathologique du malade.

LE MICROBE DE LA TUBERCULOSE

—

1884

(Bulletin de la Société de Pharmacie du Centre, p. 25.)

—

Messieurs,

J'ai l'honneur de vous présenter quelques préparations microscopiques de la bactérie de la tuberculose.

Vous savez, Messieurs, que depuis les travaux de Willemin, on admet que la tuberculose est inoculable et contagieuse par l'air tenant en suspension des matières finement pulvérisées, provenant des crachats des phthisiques. On a donc cherché dans ces dernières années, quels étaient les microbes agents de cette contagion. Klebs l'a attribuée à une *monadine ;* Schuller et Salisbury à un *micrococcus ;* Toussaint au *monas tuberculosum ;* Aufrecht à un *bacillus ;* Béchamp et Estor à un *microzyma.*

Mais tous ces résultats étaient aussi discutés qu'incertains, car les cultures et les inoculations pratiquées avec ces différentes bactéries, avaient presque toujours été impossibles, lorsqu'en juillet 1883, M. le docteur Robert Koch fit une communication à la Société de physiologie de Berlin, sur l'étiologie de la tuberculose, et annonça qu'il avait enfin découvert le microbe spécifique du tubercule et qu'il était parvenu à le cultiver dans un état de pureté absolue et à l'inoculer à des animaux d'espèces très différentes.

Grâce à la double coloration, il parvint facilement à démontrer, dans tous les produits tuberculeux, la présence du microbe nouveau qu'il classa, dès cette époque, parmi les schizomicètes du genre Bacillus.

Ce procédé de double coloration est basé sur ce fait que toutes les bactéridies, les micrococcus, etc., se colorent en brun par la vésuvine, un composé de phénylène, dérivé du triamido-benzol, après avoir été teints en bleu par le bleu de méthylène alcalinisé. Les seuls microbes qui résistent à l'action colorante de la vésuvine et conservent cette coloration bleue, sont la bactérie de la lèpre, découverte par Hansen en 1880, et le bacillus que Koch a constamment trouvé dans les tissus envahis par les tubercules.

J'emprunte au *Journal de Micrographie*, du docteur Pelletan, la description du procédé employé par Koch et ses élèves, pour préparer son microbe.

On étend une mince couche de crachats sur des verres couvreurs, et on les dessèche rapidement en les passant au-dessus d'une flamme. Ces verres couvreurs sont alors plongés dans un liquide colorant obtenu en ajoutant à 200 centilitres d'eau distillée, 1 centilitre d'une solution concentrée de bleu de méthylène dans l'alcool. Après avoir effectué ce mélange par des secousses répétées, on y met 2 centilitres d'une solution à 10 0/0 de potasse caustique dans l'eau. Lorsque les préparations ont séjourné dans ce liquide 24 heures, on retire les verres couvreurs, et on verse sur eux quelques gouttes d'une solution concentrée de vésuvine dans l'eau. Cette solution doit être filtrée, chaque fois, avant de s'en servir.

Dès que l'on sort les verres de ce bain, la matière histologique qui y adhère est colorée en excès, mais après avoir été inondée de vésuvine, sa coloration disparaît et fait place à une teinte brune. Sous le microscope, tous les éléments histologiques sont alors teints en brun clair, tandis que les bacilles apparaissent avec une belle coloration bleue. Ils contrastent donc nettement, par leur couleur, avec celle que présentent les éléments amorphes, les noyaux cellulaires et les diverses bactéries, micrococcus, répandus dans la préparation. Il est facile de les reconnaître, même quand ils sont en très petit nombre.

Les docteurs Erhlich et Van Ermengen ont donné, depuis, un procédé plus expéditif. Ils ont remarqué qu'après la coloration des crachats par le bleu de méthylène ou la solution concentrée de fuschine alcalinisée par l'aniline, si l'on fait agir sur la préparation l'acide azotique, le microbe de Koch seul, reste coloré. C'est ainsi que j'ai vu préparer le microbe dans le laboratoire d'anatomie pathologique de la Faculté de Paris.

En 1882, M. Brun, de Genève, a indiqué le procédé suivant, que nous avons employé, mon ami M. Maxime Roux et moi, et qui nous a donné toujours de bons résultats. :

On colore les crachats desséchés par le bleu de méthylène ou la fuschine rendue alcaline par l'aniline ; puis on fait agir sur le cover, jusqu'à décoloration presque complète, un mélange acide composé de :

Acide azotique.   5
Acide acétique glacial .   10
Eau.   55

Alors on lave et on recouvre la préparation pendant quelques instants avec une solution d'aniline. Pour voir très nettement les microbes, il est bon de monter les préparations dans une cellule de bitume de Judée contenant le liquide suivant :

Glycérine.	10
Glucose du commerce	40
Alcool camphré . . .	10
Eau	140

Ce mélange, filtré, possède un indice de réfraction de 1,37 dans les rayons jaunes, indice qui correspond à celui des substances qui composent le crachat.

Un procédé plus expéditif a été donné par Frankel. Il consiste à faire bouillir dans un tube, 3 centimètres cubes d'une solution préparée avec :

Eau distillée.	100
Huile d'aniline.	3
Alcool pur	5

On verse dans une petite capsule, et on ajoute 5 gouttes environ d'une solution très concentrée de fuschine ou de rouge de Magenta. On y laisse la lamelle, sur laquelle on a étendu des crachats, comme dans les autres procédés, 5 minutes ; on la retire et on la plonge directement pendant

déux minutes dans le liquide suivant qu'on
a soin de filtrer avant de s'en servir :

> Eau d'aniline 20
> Acide nitrique 20
> Alcool pur 50
> Bleu de méthylène à
> saturation.

La lamelle est lavée dans l'eau distillée,
déshydratée par l'alcool absolu, éclaircie
par l'essence de girofle et montée dans le
baume.

Les préparations de tubercules du poumon ou de tout autre organe, demandent
un peu plus de temps. Il faut mettre les
coupes très minces dans de l'eau addition-
née d'huile d'aniline et colorée avec la
fuchsine ou le violet de méthyle. Vingt-
quatre heures après, on les lave à l'eau distillée, et on les décolore en les plongeant
pendant quelques secondes dans de l'acide
nitrique au 1/3. On les replonge dans de
l'eau distillée, et on les fait passer dans
l'alcool absolu et l'essence de girofle, et on
les monte dans le baume.

Le bacille préparé par l'un des moyens
que je viens de décrire, possède la forme
d'un bâtonnet allongé, dont la longueur
varie du tiers du diamètre d'un globule
rouge du sang de l'homme à la longueur
de ce diamètre lui-même. Son épaisseur

est très minime. Il paraît généralement 5
à 6 fois plus long que large. Il est aérobie.
Avec de forts grossissements, on parvient
quelquefois à voir dans son intérieur quelques points clairs, ce sont les spores. Enfin,
il est admis que la découverte de Robert
Koch correspond bien à une espèce botani-
que distincte et spéciale, caractérisée par
sa propriété de rester seule colorée par le
bleu de méthylène ou la fuchsine, de se
laisser facilement pénétrer par les substances alcalines et surtout de résister aux
acides.

Les préparations que je présente à la
Société ont été faites, les unes dans le laboratoire de mon excellent ami, le professeur
V. Cornil, et les autres à l'Hôpital de
Vichy. Les premières proviennent de crachats d'une femme tuberculeuse qui était
couchée au n° 25 de la salle Grisolle : elles
sont remarquables par la quantité de microbes qu'elles contiennent. Les secondes,
au contraire, présentent bien peu de bactéries ; le phthisique qui les a fournies n'était
qu'au début de la maladie et n'avait que
douze ans.

L'isolement et la culture des bacilles ont
été pratiqués avec succès par M. Koch, au
moyen du sérum sanguin gélatinisé contenu dans des tubes stérilisés. Le dévelop-
pement des bacilles dans les tubes, dimi-

nue à 38° et cesse à 40°. Il s'affaiblit aussi à 30° et cesse au-dessous. L'activité du microbe n'est donc comprise qu'entre quelques degrés centigrades seulement. J'ajoute qu'il est remarquable aussi par l'extrême persistance de sa virulence. Un crachat pourri a donné, après 40 jours d'existence, des microbes virulents, et on a pu les conserver avec leur action tout entière, à l'abri de l'air pendant 86 jours.

L'alcool absolu, l'ammoniaque caustique, une solution concentrée d'acide salycilique, les rend inactifs. L'ébullition stérilise en quelques minutes les crachats. Le sublimé n'a aucune action, au contraire, l'acide phénique mis en contact pendant 24 heures avec les bacilles, leur enlève toute leur virulence.

J'ai dit, plus haut, que le microbe de la tuberculose avait plusieurs points de ressemblance avec celui de la lèpre. Il s'en différencie cependant par son plus grand allongement et par ses extrémités qui se terminent en pointe. Au reste, le bacille de la tuberculose ne se colore pas par le réactif de Weiger et le brun de Bismarck comme le fait celui de la lèpre.

ANALYSES DE LAIT

—

1885

(Bulletin de la Société de Pharmacie du Centre, p. 10.)

—

Dans une dernière séance, M. Huguet nous disait, qu'interrogé par M. le Maire de Clermont, il lui écrivait au mois de septembre 1884, que tout lait *marchand* devait répondre aux *desiderata* suivants :

Composition		Tolérance extrême à ne pas divulguer.
Extrait	118 gr.	115 gr.
Beurre	30	28
Lactose	48	45
Matières albuminoïdes	18	17
Sels	6,5	6

Le tout rapporté au litre et non au kilog.

M. Rocher, de Royat, s'est justement demandé, à ce propos, si le lait ne varie pas dans la même journée d'une traite à l'autre ; si les vaches qui travaillent ne fournissent pas un produit plus incomplet que celles qui ne font rien, si la nourriture n'influence pas aussi la qualité du lait ; en un mot, il croit qu'il est difficile d'admettre une composition exacte pour un produit qui ne doit être jamais le même quand on change, non seulement d'individus et de nourriture, mais encore de climat et de pays.

J'ai tenu à résoudre ces interrogations posées par M. Rocher. Vivant à la campagne, au milieu d'un pays agricole, j'ai pu examiner tout à mon aise le produit de trois vaches, trois types différents de laits mis en vente dans tout le centre de la France.

Voici le résultat de ces analyses qui ont toutes été faites d'après le procédé d'Adam.

1° Vache ne travaillant pas. Race bretonne. Agée de 6 ans. Bonne nourriture. A cessé de nourrir depuis 4 mois.

	Traite du matin		Traite du soir
Extrait	220 gr.		221 gr.
Beurre	75	—	76
Lactose	87	—	88
Matières albuminoïdes	43	—	42
Sels	12	—	12

2° Vache travaillant tous les jours. Race croisée Durham âgée de 5 ans. Nourriture ordinaire. A cessé de nourrir depuis 3 mois.

Traite du matin			Traite du soir
Extrait	133,7	—	126 gr.
Beurre	41	—	38
Lactose	52		51
Matières albumi-			
noïdes	29	—	28
Sels	7,5	—	7,2

3° Vache travaillant tous les jours. Race croisée Durham-Nivernaise. Agée de 7 ans. Mal nourrie. Allaitant un veau depuis 2 mois et demi.

Traite du matin après le premier repas du veau.			Traite du soir après le 2e repas du veau
Extrait	118,60		116 gr.
Beurre	29	—	28
Lactose	52	—	51
Matières albumi-			
noïdes	26	—	24
Sels	6,82	—	6,51

Les chiffres que je viens de citer sont concluants et intéressants, car il est bien évident que ce n'est pas exclusivement le lait de la première vache qui est mis en vente aujourd'hui, mais plus souvent celui de la deuxième et aussi celui de la troisième.

Mes analyses prouvent donc que le travail, chez la vache, a une influence fâcheuse sur la qualité de son lait; que la traite du matin donne toujours chez les animaux de la deuxième et de la troisième catégorie un produit plus chargé que la traite du soir; que chez les vaches ne travaillant pas, les deux traites sont sensiblement les mêmes, et qu'enfin les vaches *nourrices* donnent à la consommation un lait inférieur aux autres.

Mais mes chiffres prouvent aussi que, dans tous les cas, la composition du lait naturel ne descend pas plus bas que celle qu'a indiquée notre confrère Huguet comme tolérance extrême.

Je m'empresse d'ajouter que l'animal qui m'a fourni 28 grammes de beurre par litre de lait, se trouvait dans les plus mauvaises conditions, et cependant, malgré cela, le lait que j'ai analysé est livré chaque jour à la consommation.

UNE QUESTION DE MÉDECINE LÉGALE

—

1885

(Société des Sciences médicales de Gannat, page 154.)

—

X..., revenant de la montagne, a été assailli, prétend-il, et grièvement blessé par un adversaire qu'il nomme. Le prétendu assassin est arrêté, et la justice informe. Au cours de l'enquête, l'instruction apprend que X... a été vu une peau de lapin, nouvellement écorché, à la main. De là un doute. Le sang dont était couvert X... est-il du sang d'homme ou du sang de lapin? J'ai été chargé d'étudier la question et c'est la réponse que j'ai faite que je vous soumets aujourd'hui.

On m'avait demandé :

1° Est-ce du sang qui tache la blouse bleue et le sabot du sieur X...?

2° Ce sang est-il du sang humain ou du sang de lapin?

Sur le sabot du pied droit, qui m'a été

remis, je n'ai pu découvrir aucune tache ou aucune marque particulière indiquant un endroit spécial où l'on pût de préférence rechercher les hématies.

L'examen microscopique, pratiqué en plusieurs points de cette chaussure, a donné un résultat négatif; c'est donc négativement que l'on doit répondre à la première question qui concerne le sabot de X....

La blouse bleue présente, vers la poche gauche surtout, des traces fort apparentes de taches légèrement brunâtres. Je découpe cinq ou six de ces taches et les traite comme il convient pour la recherche du sang. Je constate facilement la présence de globules rouges. Il y a donc eu sur la blouse de X... en différents endroits des taches de sang.

Hayem donne, comme dimensions des globules sanguins de l'homme, les chiffres suivants : 6 μ. 5, 7 μ. 5, 8 μ. 5 et 8 μ. 8.

D'après Kolliker, le diamètre des globules du lapin est de 6 μ. 9. Il est donc facile de déduire des chiffres précédents qu'il est bien impossible de se prononcer sur la nature d'un globule sanguin lorsque l'on ne connait que le diamètre de celui-ci, surtout lorsqu'il appartient à des espèces dont le sang se ressemble aussi micrographiquement que ceux de l'homme et du lapin. A ce propos, je cite l'opinion de MM. Galippe et Beauregard : « Ce n'est

» pas que les globules du sang chez les
» mammifères ne présentent pas des ca-
» ractères distinctifs, faciles à constater à
» l'état frais ; mais il faudrait bien se gar-
» der de se contenter de la mensuration
» des globules pour conclure, parce que,
» ainsi que nous l'avons vu, sous des
» influences diverses, les globules sanguins
» peuvent affecter des formes différentes. »

Or, la mensuration des globules trouvés
sur la blouse de X... ne permet pas de leur
attribuer une origine autre que celle de
l'homme ou du lapin. Leurs formes circulaires montrent qu'ils proviennent du sang
d'un mammifère, et il me semble qu'il est
impossible par les données scientifiques de
distinguer assez nettement un globule sanguin de l'homme de celui du lapin pour se
prononcer, en ces circonstances, dans une
affaire judiciaire.

J'ajouterai comme épilogue à ce rapport
que la non-culpabilité du prétendu assassin
de X... étant démontrée, l'agresseur fut
mis en liberté et l'affaire en resta là.

ÉTUDE SUR LA COMPOSITION
DES EAUX DE VICHY

—

1885

—

L'un des moyens thérapeutiques les plus répandus aujourd'hui est, sans contredit, l'emploi des eaux minérales. La renommée toujours croissante des stations thermales, les cures magnifiques qu'on y obtient, ne sont pas faites pour ralentir le succès du traitement hydriatique ; bien au contraire, tout semble concourir à donner une importance particulière à cette médication.

C'est donc comme un simple médicament que je veux envisager les eaux minérales du bassin de Vichy, et, c'est sur ce médicament, si universellement répandu, que je viens demander à ce qu'on fasse la lumière.

Toute ma pensée peut se résumer en ces

quelques mots : *La composition exacte de l'Eau de Vichy n'est pas connue.*

Et cependant dans son *Etude critique de la cachexie alcaline*, M. le docteur de Lalaubie admet « l'individualité propre, et » en quelque sorte irréductible, que donne » à l'eau de Vichy la complexité de ses » éléments constitutifs, complexité où doi- » vent certainement jouer un rôle des » agents dont l'activité est appréciable à » des doses minimes et qui, dans l'eau » jaillissant de la source, jouissent d'un » dynamisme particulier qu'ils emprun- » tent aux conditions d'état naissant, et » sans doute aussi à l'état électrique de la » source. »

D'autres admettent l'*individualité thé- rapeutique de chaque source du bassin de Vichy.*

En 1825, le docteur Lucas était déjà de cet avis. En effet, dans une *Notice médi- cale* faisant suite à l'analyse des eaux, par Longchamp, il disait : « Les sept sources » de Vichy présentent, dans leur emploi » médical, des différences bien plus impor- » tantes qu'on ne pourrait le croire d'après » l'analyse chimique ; et, bien qu'il soit » difficile d'établir *a priori* la raison de ces » différences, des observations nombreu- » ses, renouvelées depuis vingt-trois ans, » ne me laissent aucun doute à cet égard. »

Plus tard, Petit écrivait aussi : « Indé-
» pendamment des différences que l'on
» observe dans les effets des eaux deVichy,
» suivant la susceptibilité nerveuse des
» malades, la nature de leurs maladies ou
» les complications qu'elles peuvent offrir,
» il en est d'autres qui tiennent évidemment
» *aux sources dont on fait usage,* ce qui
» ferait supposer que ces sources ont entre
» elles des différences plus grandes que
» celles que nous montre l'analyse chimi-
» que. »

Qu'y a-t-il de changé depuis Lucas,
depuis Petit ? Rien, absolument rien.

Cependant une nouvelle opinion s'est
fait jour. Magistralement émise, elle a déjà
donné des résultats ; elle a déjà fait école.
Je ne saurais mieux l'exposer qu'en citant
textuellement le passage suivant, dû à la
plume de M. le docteur Audhoui, médecin
des Hôpitaux de Paris, aux travaux duquel
je ferai encore de nombreux emprunts :
» Ce Vichy peut passer pour une merveille,
» dit-il. Merveille ! en effet, que ces fontai-
» nes de composition identique et d'égale
» vertu, jaillissant côte à côte à des tempé-
» ratures variées. Voici de l'eau chaude,
» voici de l'eau tiède et de l'eau froide, et
» voici même des eaux sans fraîcheur. Et
» toutes ces eaux, quoi qu'on en dise, pos-
» sèdent une action médicinale identique ;

» elles ne diffèrent que par la température,
» mais c'est capital ! »

De son côté, M. le docteur Durand-Fardel prétend que « lorsque l'on considère
» le tableau analytique des différentes
» sources de Vichy, on ne parvient pas à
» saisir entre celles-ci des différences sen-
» sibles, hormis pour ce qui concerne la
» *température* et la qualité ferrugineuse. »

La question se pose donc maintenant ainsi : Y a-t-il une individualité thérapeutique pour chaque source du bassin de Vichy, ou bien l'eau de Vichy est-elle la même dans toutes les sources et n'y a-t-il de différence entre ces dernières que par la température native de leurs eaux ?

La clinique se contente, et à l'heure actuelle on peut dire qu'elle est forcée encore de se contenter, de l'*observation seule*, car la constitution chimique des sources, constitution fort discutable et fort discutée, ne peut pas lui fournir de renseignements significatifs sur leurs emplois respectifs.

Aussi, peut-on dire que ce qui fait seulement du Vichy actuel une *merveille*, c'est que ses eaux sont, selon leurs noms, chaudes, tièdes, sans fraîcheur ou froides. Est-il permis, pourtant, de nier l'influence de leurs éléments chimiques ?

On dit : Mais tel corps n'y existe qu'à

l'état de *traces* ; ces traces peuvent-elles avoir une action thérapeutique ?

Et pourquoi pas ?

Des affections du foie, de l'estomac, cèdent souvent très facilement à l'ingestion journalière de deux à trois verres d'eau de l'Hôpital ; ce qui représente d'après les analyses de Bouquet, 2 gr. 862 à 4 gr. 294 de sels, en solution dans 400 à 600 grammes d'eau à 31° 70. Est-il possible d'admettre que la même dose de sel alcalin, de bicarbonate de soude, puisque c'est ce corps qui, dans le commerce, a la prétention de remplacer le sel de Vichy, en solution dans la même quantité de liquide à la même température, produise chez un malade changeant de climat et de pays, et jouissant de ces plaisirs de la ville thermale, plaisirs qu'on a voulu faire entrer en compte dans l'action des eaux minérales, est-il possible d'admettre, dis-je, que ce remède alcalin, bien facile à fabriquer, produise l'effet curatif de la véritable eau de Vichy ?

Poser cette question, c'est la résoudre ; tout le monde convient, aujourd'hui, qu'il y a dans les eaux minérales un effet particulier difficile à comprendre, qui tient, selon moi, non à la quantité de sels tenus en dissolution, mais a la multiplicité de ces sels. Il est donc utile, indispensable, nécessaire de connaître exactement, le plus exactement possible, cette multiplicité, et de savoir si elle est la même dans toutes les sources, ou au contraire si elle varie pour chacune d'elles.

Or, j'ai dit plus haut que la *composition exacte* de l'eau de Vichy n'était pas connue ; je vais maintenant le prouver.

Je laisserai de côté la bibliographie chimique de Vichy de 1605 à 1800. Tout ce qui a précédé l'analyse des eaux minérales par Mossier a peu d'importance ; c'est la *Mémoire renouvelée des merveilles des Eaux naturelles,* par Jean Banc (1605) ; la *Physiologie des Eaux minérales de Vichy,* par Claude Mareschal (1636) ; la *Description des Eaux minérales de Vichy en Bourbonnais,* par Antoine Joly (1676) ; le *Traité des Eaux minérales de France,* par Duclos (1677) ; les *Observations sur les concrétions terreuses et salines des Eaux de Vichy,* par Antoine Joly (1683) ; le *Secret des Bains et Eaux minérales de Vichy,* par Claude Fouet (1686) ; l'*Examen des Eaux de Vichy,* par Burlet (1707) ; des *Observations sur les Eaux thermales de Vichy,* par M. de Lasonne (1753) ; une *Dissertation sur le transport des Eaux de Vichy,* par Em. Tardy (1755) ; le *Traité des Eaux minérales de Châteldon, de Vichy et d'Hauterive et leur*

analyse, par M. Desbrest (1778) ; les *Ob-*
servations sur les Eaux thermales de
Bourbon-l'Archambault, de Vichy et du
Mont-Dore, par de Brieude (1788), etc.,
etc.

En l'an VIII, Mossier publia dans le
Recueil périodique de la Société de Méde-
cine de Paris, l'analyse incomplète et surtout imparfaite des sept sources de Vichy.
Mais c'est seulement à Berthier et Puvis,
ingénieurs au corps royal des mines, que
l'on doit la première composition de l'eau
de Vichy. Ces savants donnèrent la teneur
en sels, d'un litre du Puits Carré dans les
Annales des Mines de 1820. Ils avaient
trouvé :

Acide carbonique	4 g.	000
— muriatique. ...	0 g.	260
— sulfurique.....	0 g.	157
Soude..............	2 g.	706
Chaux..............	0 g.	150
Magnésie	0 g.	022
Silice.	0 g.	045
Tritoxyde de fer	0 g.	006
	7 g.	355

En 1825, parurent les premières recherches officielles sur les Eaux minérales et
thermales de Vichy. Le gouvernement
avait chargé M. Longchamp de ce travail,
et voici le tableau des résultats obtenus :

DÉNOMINATION DES SOURCES	GRANDE GRILLE	PUITS CHOMEL	PUITS CARRÉ	ACACIAS	LUCAS	HOPITAL	CÉLESTINS
	gr.	gr.	gr.	gr.	gr.	gr.	gr.
Poids du résidu fixe..	4.9812	4.9797	4.9792	5.0910	5.0349	5.0521	5.2540
Acide carbonique libre	0 9433	0.9898	1.0599	1.2862	1.0702	0.9794	1.1145
Bicarbonate de soude.	4.9814	4 9814	4.9814	5.0513	5.0864	5 0513	5.3240
— de chaux.	0.3498	0.3496	0.3429	0,5668	0.5005	0.5223	0.5603
— de magn.	0.0849	0.0852	0.0867	0.0971	0 0970	0 0952	0 0727
Muriate de soude....	0 5700	0.5700	0.5700	0.5426	0.5463	0.5426	0.5790
Sulfate de soude.....	0 4725	0.4725	0.4725	0.4202	0.3933	0.4202	0.2754
Oxyde de fer.........	0.0022	0.0030	0.0066	0.0170	0.0029	0.0020	0.0059
Silice...............	0.0736	0.0713	0 0726	0.0510	0.0415	0.0478	0.1131
	7.4784	7.5228	7.5926	8.0322	7.7381	7.6608	8.0449

On le voit, Longchamp s'en tenait à la composition de Berthier et Puvis, tout en arrivant à des résultats quelque peu différents.

Ainsi, Berthier et Puvis trouvaient une composition dont le total était par litre de 7 gr. 355 pour le Puits carré, tandis que Longchamp attribuait à ce même total le chiffre de 7 gr. 5926.

En 1838, avec Boulay et O. Henry, un nouvel alcalin, la potasse, non dosée mais attribuée cependant aux Eaux de Châteldon, entra en scène. L'acide sulfhydrique fut aussi découvert à la même époque par Chevallier dans les Eaux de Vichy.

Il avait déjà été entrevu au siècle passé par Chomel et Desbrest.

Dans son *Traité des Eaux minérales*, paru en 1778, Desbrest dit en effet que les Eaux de Vichy « ont toutes une odeur
» d'acide sulfureux, volatil, une odeur de
» foie de soufre plus ou moins marquée,
» suivant la température de l'air et relatif
» à leur degré de chaleur.... d'ailleurs
» cette odeur est plus ou moins sensible,
» suivant que l'eau minérale est plus ou
» moins chaude ; elle est moins reconnais-
» sable dans l'eau des sources les plus
» chaudes, qu'elle ne l'est dans celles qui
» sont tempérées ; elle n'est pas sensible
» dans l'eau de la fontaine des Célestins,
» qui est froide. »

Dix ans plus tard, dans le *Journal de Pharmacie et de Chimie*, O. Henry publiait de *Nouvelles analyses des Eaux de Vichy*. Nous sommes dejà loin de Berthier et Puvis ; ce ne sont plus seulement la soude, la potasse, la chaux et la magnésie, qui existent dans ces eaux, mais encore la strontiane, la lithine, l'alumine, le manganèse, l'iode, le brôme et l'azote.

Les résultats obtenus par Henry sont, au reste, tellement typiques, qu'il est bon dans un travail qui a la prétention d'être complet, de les noter textuellement. Ils sont consignés dans le tableau suivant :

PRINCIPES MINÉRALISATEURS	VICHY			
	Source Grande- Grille	Source nouvelle (Brosson)	Source Pré-Salé (Brosson)	Nlle.Source Célestins (Lardy)
Azote............	inapprécié	inapprécié	inapprécié	inapprécié
	litres	litres	litres	litres
Acide carbon. libre.	0.231	0.272	0.310	0.501
	gr.	gr.	gr.	gr.
Bicarb. anhy.de soude	4.900	4.840	4.700	4.137
— de potasse	indices	indices	indices	indices
— de chaux .	0.107	0.004	0.445	0.277
— magnésie .	0.065	0.057	0.408	0.210
— strontiane	traces	traces	traces	traces
— de lithine.	traces	traces	traces	traces
Sulfate anhy.de soude	0.469	0.410	0.241	0.170
— de potasse	0.020	0.004	0.020	0.020
Chlorure de sodium.	0.538	0.500	0.295	0.358
— de potassium	0.004	0.003	0.004	0.022
Iodure alcalin......	sensible	sensible	sensible	sensible
Bromure alcalin....	sensible	sensible	sensible	sensible
Phosphate..........	?	?	?	?
Nitrate	?	?	?	?
Silicate de soude...	0.400	0.340	0.276	0.120
Silicate d'alumine..	0.230	0.233	0.070	inapprécié
Fer et manganèse..	0.001	0.001	0.001	0.001
Mat org azot. av. conserv	indices	indices	indices	indices
Substances fixes....	6.734	6.482	6.800	5.315
Eau pure..........	»	»	»	»

La même année qu'Ossian Henry donnait ces analyses, c'est-à-dire en 1848, MM. Chevallier et Gobley constataient la présence de l'arsenic dans toutes les eaux de Vichy.

M. Z. Pupier, dans son livre sur l'*Action des Eaux de Vichy sur la composition du sang*, dit « que l'arsenic semble n'exis- « ter que dans les sources chaudes, la

» thermalité favoriserait sa combinaison.
» *On ne le trouve pas dans l'eau froide*
» *des Célestins.* »

O. Henry fit, vers la même époque, une analyse d'une nouvelle source de l'enclos des Célestins. Il y affirmait de nouveau la présence de la lithine, de la strontiane, du manganèse, de l'iode et du brôme ; il y reconnaissait aussi la présence d'un *principe arsenical.* Cependant, il faut noter qu'il oublie cette fois de rechercher l'*alumine.*

En 1849, J. Lefort refaisait l'analyse de cette eau des Célestins. Il y découvrait, comme Henry, la strontiane, la lithine, le manganèse, l'iode, le brôme et l'arsenic. Il ajoutait à ces résultats l'alumine d'abord, et le *crénate de fer* ensuite.

Il est bon d'indiquer, avant d'aller plus loin, que les chiffres donnés par ces divers chimistes, ne sont pas les mêmes pour les mêmes corps de la même source. On peut le dire, autant d'analyses, autant de compositions différentes ; et, c'est avec ces précédents en main, que Bouquet entreprit, en 1851, par ordre du Ministre du Commerce et de l'Agriculture, le travail sur Vichy qui a fait école, et qui est aujourd'hui encore le seul cité, le seul bien connu. La conclusion de ce travail est synthétiquement contenue dans le tableau suivant :

PRINCIPES MINÉRALISATEURS	GRANDE GRILLE	CHOMEL	PUITS CARRÉ	LUCAS	HOPITAL	CÉLESTINS	PARC	HAUTERIVE	MESDAMES	St-YORRE
Acide carboniq libre.	0 908	0.768	0.876	1.751	1.067	1.049	1.555	2.183	1.908	1.333
Bicarbonate de soude.	4.883	5.091	4.893	5.004	5.029	5.103	4.857	4.687	4.016	4.881
— de potasse......	0.352	0.371	0.378	0.282	0.440	0.315	0.292	0.189	0.189	0.233
— de magnésie....	0.303	0.338	0.335	0 275	0.200	0.328	0.212	0.501	0.425	0.470
— de strontiane ...	0.003	0.003	0.003	0.005	0.005	0.005	0.005	0.003	0.003	0.005
— de chaux......	0.434	0.427	0.421	0.545	0.570	0.462	0.614	0.432	0.604	0.514
— de protoxyde de fer	0.004	0.004	0.004	0.004	0.004	0.004	0.004	0 017	0 026	0.010
— de prot. de mang.	traces	traces	traces	traces	traces	traces	traces	traces	TRACES	TRACES
Sulfate de soude ...	0.291	0.292	0.291	0.291	0.291	0 291	0.314	0.291	0.250	0.371
Phosphate de soude.	0.130	0.070	0.028	0.070	0.046	0.091	0.140	0.046	TRACES	TRACES
Arséniate de soude..	0.002	0.002	0.002	0.002	0.002	0 002	0.002	0.002	0.003	0.002
Borate de soude....	traces	traces	traces	traces	traces	traces	traces	traces	TRACES	TRACES
Chlorure de sodium.	0.534	0.534	0.534	0.518	0.518	0.534	0.550	0.534	0.355	0.518
Silice............	0.070	0.070	0.068	0.050	0.050	0.060	0.055	0.071	0.032	0.052
Matière org. bitumin.	traces	traces	traces	traces	traces	traces	traces	traces	TRACES	TRACEL
TOTAUX...	7.914	7.959	7.833	8.797	8.222	8.244	8.601	8.956	7.811	8.298

Ainsi Bouquet niait, non-seulement la présence de la lithine, mais encore celle du brôme, de l'iode, de l'alumine, et du *crénate de fer* indiqué par Lefort.

Jusqu'en 1873, personne n'émit de doutes sur la parfaite exactitude des chiffres de Bouquet. A cette époque, M. de Gouvenain, ingénieur des mines, fit paraître des *Recherches sur la composition chimiques des eaux thermo-minérales de Vichy, de Bourbon-l'Archambault et de Néris.*

Il affirma, d'abord, dans les eaux minérales de Vichy, la présence du brôme, de l'iode, du fluor et de la lithine, présence niée par Bouquet, et il y trouva aussi le plomb, le cuivre, le cœsium, le rubidium, le zinc et le cobalt, non encore cités.

En 1875, deux analyses de la Source Prunelle furent publiées ; la première faite à l'école des mines par l'ingénieur Moissonnier, contenait la lithine, tandis que M. Bouis, chef du laboratoire de l'Académie de médecine, n'indiquait, dans la composition de cette eau, ni la présence de la lithine, ni celle de la strontiane.

Mon savant maître, le professeur Riche, dans une lettre particulière qu'il m'écrivait en 1881, me disait qu'il avait rencontré, au spectroscope, les raies caractéristiques du lithium dans les eaux d'Hauterive.

J'entrepris d'élucider un point de la composition des eaux de Vichy. Dans ma thèse inaugurale où je traitais de la question de la lithine, je découvris que toutes les sources de Vichy contenaient cette base que je dosais dans le plus grand nombre. O. Henry avait donc raison, et Bouquet, l'officiel Bouquet, avait tort. Depuis deux mois, deux analyses d'eaux minérales de Vichy ont été faites. La première dûe à **M. Truchot**, mentionne la lithine, et la seconde, sortie du laboratoire de l'Académie de médecine, sans être aussi complète que celle du savant professeur de

Clermont donne à peu près les mêmes résultats.

On le voit, dans la bibliographie chimique de Vichy, il n'existe, pour l'heure, rien de précis, rien de positif.

Ce long exposé suffit donc également à démontrer, ce me semble, qu'actuellement, rien n'autorise à dire que les nombreuses sources de Vichy ont une composition identique; tout, au contraire, tend à les différencier et à les grouper, comme je viens de le dire, suivant l'époque et l'auteur de l'analyse.

Mais il y a plus, la température et le débit des sources sont instables, et à l'appui de cette opinion, je puis copier particulièrement les différentes observations si remarquables relatives à la source de l'Hôpital :

En 1823 R. Beauvais trouvait un débit de 51^{m3} et une t. de 35°25
   1842 François — 53^{m3} 350 — 31°60
   1844 François et Boulanger — 52^{m3} 416 — 29°90
   1856 François et Pigeon — 47^{m3} 439 — 30°70
   1859 de Gouvenain — 51^{m3} 391 — 34°70
   1873 des Cloiseaux — — 34°00

Je pourrais citer de pareils faits à propos de toutes nos fontaines minérales. Mais à quoi bon !

Cette instabilité n'existe-t-elle pas aussi dans la composition de l'eau des sources ?

Ces différentes questions et bien d'autres, dont l'une, celle des diatomées, est fort importante, exige qu'une nouvelle analyse officielle de toutes les eaux du bassin de Vichy soit exécutée dans le plus bref délai. Non seulement la science, mais le commerce aussi, réclament cette réforme urgente.

En tout cas, pour l'instant, Vichy doit sa supériorité sur les autres stations d'eaux minérales alcalines, seulement à la variété de la température de ses sources. Elles diffèrent sûrement entre elles, et c'est là un point bien important, par leur température. Elles sont chaudes, tièdes, froides ou sans fraîcheur.

Ces variations thermométriques, outre des indications particulières, où la thermalité joue un grand rôle, permettent de résoudre facilement, dans le traitement à Vichy même, toutes les questions de digestion des eaux. En effet, personne n'ignore que certains malades qui digèrent les eaux chaudes ne peuvent supporter ni les eaux tièdes, ni les eaux froides ; d'autres, au contraire, ne peuvent digérer que les eaux tièdes ; enfin, quelquefois, les eaux froides réussissent très bien à quelques-uns qui ne peuvent absorber, sans souffrir, l'eau chaude ou l'eau tiède.

Ces différences dans la température de sources, toutes alcalinisées par les bicarbonates de soude, de potasse et de lithine, placent notre ville d'eaux au sommet des stations thermales du monde entier. Ces considérations expliquent aussi fort bien la multiplicité des affections qui y sont traitées : *Maladies de l'Estomac, du Foie, des Reins, de l'Intestin, le Diabète, le Rhumatisme, la Goutte, l'Albuminurie, la Gravelle, etc., etc.*

RECHERCHE DE L'ACÉTONE

Dans les urines

—

1886

(Annales de Médecine thermale. Année 1886, page 31.

—

Des recherches récentes ont prouvé, qu'à l'état normal, l'urine contenait par 24 heures, 1 centigramme environ d'acétone. Depuis longtemps j'ai constaté ce fait, et c'est mon procédé de recherche que je veux indiquer ici.

Les expériences que j'ai publiées depuis 1883, en collaboration avec M. le Docteur Cornillon, ont prouvé que la réaction de Gerhardt (coloration rouge par le perchlorure de fer) n'indiquait nullement la présence de l'acétone qui ne donne aucune coloration par les persels de fer. J'en ai déduit que *l'acétonémie* n'était pas due à la présence de l'acétone dans l'urine des malades, mais à un corps que j'ai caractérisé et qui se retrouve en quantité plus ou moins considérable dans les urines de presque tous les diabétiques graves.

Les procédés de recherche de l'acétone dans l'urine, autre que celui de Gerhardt, qui, je le répète, n'est pas pathognomonique de ce corps, ceux de Rupstein, de Markownikoff, de Jacksch, sont généralement très longs et offrent des difficultés trop grandes pour qu'ils soient journellement employés dans les laboratoires. Je me sers, personnellement, du procédé suivant, qui a été donné, si j'ai bonne mémoire, par M. Bardy pour caractériser des traces d'acétone dans certains produits commerciaux :

On précipite 100 centimètres cubes d'urine à examiner par 10 centimètres cubes de sous-acétate de plomb, puis, on prend 5 centimètres cubes de ce liquide qu'on place dans un tube à essai. On y ajoute 10 centimètres cubes d'une solution de lessive de soude caustique pure renfermant deux équivalents de soude par litre d'eau distillée. Cette solution doit marquer 1,080 au densimètre. Puis on y introduit 1|2 centimètre cube d'une solution faite avec 254 grammes d'iode dissous dans 385 grammes d'iodure de potassium en solution dans un litre d'eau distillée. On bouche avec le doigt et on renverse une seule fois.

Il doit se produire un trouble laiteux dû à la formation de l'iodoforme que l'on peut caractériser à l'odeur d'abord, ou au microscope ensuite.

Si l'urine contenait de l'aldéhyde, il faudrait en distiller 5 centimètres cubes avec 7 centimètres cubes d'acide sulfurique et 10 centimètres cubes d'eau. On recueillerait les vapeurs dans un ballon contenant un peu d'eau, et c'est dans le liquide de ce ballon qu'on caractériserait l'acétone comme je l'ai dit plus haut.

Pour caractériser l'acétone, en présence de l'alcool, il faut prendre le produit de la distillation en présence de l'acide sulfurique, le faire macérer pendant quelque temps avec du chlorure de calcium récemment fondu et redistiller pas tout à fait sec. Le chlorure de calcium retient l'eau et l'alcool. Dans le produit de cette seconde distillation, on caractérisera l'acétone par la lessive de soude et la solution d'iode. Quant à l'alcool, on pourra reconnaître sa présence sur le chlorure de calcium, en faisant de l'éther acétique par le procédé ordinaire.

Considérations

SUR LE DIABÈTE ACÉTONÉMIQUE

En collaboration avec M. le Dʳ J. CORNILLON.

—

1886

(Progrès Médical. Année 1886. page 304.)

—

Dans les deux articles publiés dans ce journal en décembre 1883, nous avons exposé la valeur séméiologique du coma diabétique et nous avons tiré les conclusions suivantes :

1º Dans l'immense majorité des cas de coma diabétique, l'acétonémie ne peut être invoquée comme cause directe, absolue de cet accident ;

2º La coloration rouge-brun par le perchlorure de fer et la teinte rose clair par l'acide sulfurique s'observent non seulement dans les urines des individus succombant dans le coma diabétique, mais encore chez des gens amaigris, affaissés, depuis longtemps glycosuriques ;

3° Ces réactions ne sont pas pathognomoniques de la présence de l'acétone ; elles ne sont pas en raison directe des quantités de sucre trouvées dans l'urine ;

4° On n'observe généralement pas les réactions ferrique et sulfurique chez les diabétiques gras, lors même que leur maladie remonte à une époque très éloignée.

L'année suivante, nous avons expliqué dans le *Répertoire de pharmacie* (tome XII, page 323), ce qu'il fallait entendre par *acétonurie*, nous avons montré que dans la plupart des cas de coma diabétique, que chez certains glycosuriques émaciés, usés, ce n'était pas à la présence de l'acétone que l'on devait imputer les accidents cérébraux chez les uns, et les désordres de la nutrition chez les autres, mais bien à l'existence d'un sulfo-cyanure alcalin dans l'économie. En même temps que nous donnions les raisons qui nous décidaient à conclure de la sorte, nous indiquions les procédés employés par nous pour arriver à doser ce sel à l'état de sulfo-cyanure de potassium. Nous ne reviendrons pas sur ce sujet.

Y-a-t-il plusieurs formes d'acétonémie diabétique ? A notre avis, il n'y a qu'une seule forme d'acétonémie diabétique, seulement il y a plusieurs modes de terminaison de ce processus morbide, l'un rapide et l'autre lent.

Le diabétique acétonémique est incapable de tout travail intellectuel et physique. La mémoire lui fait généralement défaut. Les idées sont un peu confuses, toutefois la volonté conserve sa vigueur habituelle. Les sentiments affectifs sont diminués.

L'affaiblissement physique est beaucoup plus marqué que l'affaiblissement des fonctions de l'entendement. C'est à peine s'il peut se lever et s'habiller. Dans la journée il n'éprouve pas le besoin de sortir ; son repas terminé il s'étend sur son lit et y reste toute l'après-midi, las et somnolent. Après dîner il se couche, mais s'endort difficilement ; son sommeil est entrecoupé de soupirs et mêlé de rêves plus ou moins terribles, comme chez les alcooliques. Sa respiration est anxieuse, embarrassée.

Les seules fonctions qui conservent leur intégrité normale, ce sont les fonctions digestives, le malade boit et mange avec appétit.

Dans le diabète acétonémique, quatre symptômes principaux ont attiré notre attention : 1° L'amaigrissement rapide et considérable ; 2° L'affaiblissement extrême; 3° Les troubles urinaires; 4° L'odeur spéciale.

I. En quelques semaines, l'amaigrissement acquiert des proportions exagérées. Il n'est pas rare de voir des malades perdre en deux mois 15 à 18 kilogrammes. Contrairement à ce qui se passe chez certains diabétiques maigres, cet amaigrissement persiste quand il n'augmente pas. La peau privée de son tissu adipeux sous-jacent est ridée, sèche, recouverte de lamelles épidermiques très petites qui se détachent aisément au plus léger frottement. Cet amaigrissement excessif altère les traits du visage ; les pommettes deviennent saillantes ; les yeux renfoncés dans leur orbite sont vitreux et sans expression, les lèvres sont amincies et blanches. Les malades portent sur le visage des rides nombreuses et profondes, la peau est terne et rude. Leur physionomie nous rappelle un peu celle du singe.

II. Affaiblissement. Il porte sur l'ensemble de l'économie. Les muscles de la vie de relation amincis ont perdu une grande partie de leur pouvoir contractile. Ainsi, c'est à peine si le malade après de nombreux efforts, peut faire mouvoir une aiguille de dynamomètre jusqu'aux premières divisions. Les muscles des membres inférieurs devenus grêles supportent difficilement le poids du corps. Les reflexes rotuliens ne jouissent pas de leur intégrité normale ; toujours affaiblis même dès le début, ils finissent par disparaître lorsque la maladie est arrivée à la dernière période. Tantôt l'affaiblissement des réflexes porte sur un seul côté, tantôt sur les deux ; il n'y a rien de fixe à ce sujet, le plus souvent sur les deux à la fois.

Les fonctions génésiques sont abolies.

III. Troubles urinaires. Toutes les formes du diabète s'accompagnent ordinairement de polyurie. Aucune règle absolue n'a été cependant formulée à cet égard. Dans le diabète classique, l'émission moyenne des urines est de 3 à 4 litres par 24 heures, dépassant de 1 litre et demi à 2 litres au moins l'émission normale de ce liquide. Dans le diabète acétonémique, cette moyenne s'élève pour toute la journée à 8, 10, 12 et même 14 litres.

Les caractères physiques et chimiques de l'urine méritent une attention spéciale. Très pâle, l'urine ressemble à de l'eau claire ; il n'y a guère que dans le diabète insipide qu'on observe une semblable teinte. Ses caractères chimiques spéciaux sont encore beaucoup plus marqués.

Tandis que dans le diabète du goutteux les émissions glycosiques ne dépassent pas 10 et 15 gr. dans les 24 heures, que dans le diabète gras, cette proportion varie entre 20 et 50 gr., qu'enfin dans le diabète maigre elle ne dépasse guère 80 et 100 gr. pour le même laps de temps, dans le diabète acétonémique, l'émission glycosique atteint toujours un chiffre très élevé. Rarement nous l'avons trouvée inférieure à 100 gr. dans les 24 heures et souvent elle atteignait le chiffre de 200, 300, 400 et 500 gr. Si le sulfo-cyanure n'est pas toujours en raison directe des quantités de sucre trouvées dans l'urine, cependant les plus fortes doses ont été rencontrées dans les urines très chargées de glycose. Lorsque la maladie semble enrayée pour un certain temps, et que le sucre diminue, le sulfo-cyanure de potassium diminue également dans des proportions appréciables. Toutefois, il ne s'ensuit pas pour cela que si le sucre diminue de moitié, ou des deux tiers, le sulfo-cyanure doive baisser d'autant, il en est de même lorsque le sucre urinaire augmente, le sulfo-cyanure augmente aussi, mais dans des proportions qui ne sont pas constamment en rapport avec l'accroissement du sucre. Jusqu'ici nous n'avons pas remarqué une marche aussi parallèle.

Dans le diabète acétonémique, il arrive parfois que sous l'influence du traitement ou pour d'autres motifs le sucre tombe à quelques grammes, le sulfo-cyanure ne disparaît pas pour cela, on en retrouve toujours des traces, non dosables il est vrai,

et cela durant tout le temps de l'amende-
ment de la maladie. De telle sorte que la
présence de ce sel dans l'urine du diabétique nous semble en corrélation exacte avec
l'existence du glycose et ses variations diverses. Cela est si vrai que dans le diabète
insipide, bien que les symptomes d'affaiblissement, d'amaigrissement, et que la
polyurie soient aussi accusés que dans le
diabète acétonémique, jamais cependant
nous n'avons trouvé même des traces de
sulfocyanure de potassium. Chez les diabétiques acétoniques, le plus ordinairement l'albumine manque d'une façon absolue ; si par exception on en trouve, ce sont
des traces ou des quantités si minimes
qu'on peut les négliger.

L'urée est généralement augmentée
dans de notables proportions. Néanmoins,
il n'y a aucune relation à établir entre les
doses de sulfocyanure et elle. De telle sorte
qu'elle ne nous semble pas jouer un role
appréciable dans les accidents prochains
ou éloignés, intervenus ou à intervenir.

IV. Odeur spéciale. Il est un autre signe
qui accompagne rarement la présence du
sulfo-cyanure de potassium dans l'urine,
c'est l'odeur de chloroforme, d'éther, de
pomme reinette, etc., répandue par les
malades. Tous ceux qui ont écrit sur le
coma diabétique s'accordent à dire qu'en

entrant dans la chambre du malade on est suffoqué par une forte odeur d'éther. Dans l'unique cas de coma diabétique qu'il nous a été donné d'observer, nous n'avons pas perçu une pareille odeur. La seule fois que nous l'avons perçue, c'est chez un diabétique de 70 ans qui, avec beaucoup de sucre dans l'urine, éliminait chaque jour du sulfocyanure en excès. En pénétrant dans sa chambre, nous fûmes frappés de cette odeur éthérée. Elle persista quelques jours pour disparaître, bien qu'on constatât encore la présence du sulfo-cyanure.

LE DIABÈTE A VICHY

—

1886

(Annales de Médecine thermale. Année 1886, p. 81.)

—

Chaque année la thérapeutique s'enrichit de nouvelles panacées anti-diabétiques dont la réclame vante les effets certains et les cures merveilleuses. Nous pouvons ajouter, par contre, que chaque année aussi on voit l'oubli entourer un à un ces remèdes souverains dont la prétention, à leur naissance, n'était ni plus ni moins que de détrôner Vichy.

Nous ne voulons pas prouver que nos eaux bicarbonatées sodiques ont un effet certain dans toutes les formes du diabète. Cela est incontesté aujourd'hui. Nous tenons seulement à apporter le résultat de notre pratique professionnelle pendant les quatre dernières années qui viennent de s'écouler, nous dispensant de tous commentaires et laissant à nos lecteurs le soin d'apprécier les chiffres que nous allons citer.

Le traitement du diabète à Vichy consiste dans l'observation stricte du régime anti-diabétique, l'absorption de l'eau en quantité plus ou moins considérable suivant l'état et l'âge du malade, les pratiques balnéaires quelquefois, plus souvent l'hydrothérapie ou la douche.

Chaque année, nous avons à examiner de nombreuses urines diabétiques. Beaucoup de malades, qui tous suivent plus ou moins rigoureusement le régime dont nous venons de parler, nous apportent de leurs produits au commencement et à la fin de leur traitement. Voici plusieurs observations schématiques, pour ainsi dire, qui prouvent qu'un diabétique suivant le traitement de Vichy perd, pendant les quelques jours qu'il passe dans cette station thermale, une dose de sucre variable, mais toujours très appréciable :

I. — M. B...

Le 5 juillet 1882, urination de 24 heures : 2 litres contenant 142 gr. 86 de glycose.

Le 21 juillet, urination de 24 heures : 1,800 gr. contenant 121 gr. 65 de glycose.

Perdu en 16 jours 21 gr. 25 de sucre, soit 1 gr. 31 par jour.

La polyurie a diminué en 16 jours de 200 gr. par 24 heures.

II. — M. de L...

Le 16 juillet, urination de 24 heures : 2 litres contenant 81 gr. 64 de glycose.

Le 3 août, urination de 24 heures : 2 litres contenant 63 gr. 09 de glycose.

Perdu en 18 jours 18 gr. 55 de sucre, soit 1 gr. 03 par jour.

III. — M. Ber...

Le 5 août, urination de 24 heures : 1 litre contenant 39 gr. 06 de glycose.

Le 22 août, urination de 24 heures : 1 litre contenant 33 gr. 82 de glycose.

Perdu en 17 jours 5 gr. 24 de sucre, soit 0 gr. 30 par jour.

Il n'y avait pas de polyurie, mais au contraire de l'anurie.

IV. — M. R...

Le 6 août, urination de 24 heures : 3 litres contenant 53 gr. 58 de glycose.

Le 18 août, urination de 24 heures : 2 litres contenant 42 gr. 09 de glycose.

Perdu en 12 jours 11 gr. 49 de sucre, soit 0 gr. 95 par jour.

La polyurie a diminué d'un litre pendant le même temps.

V. — M. M...

Le 19 juillet, urination de 24 heures

2 litres 1/2 contenant 106 gr. 96 de glycose.

Le 7 août, urination de 24 heures : 2 litres contenant 71 gr. 37 de glycose.

Perdu en 19 jours 35 gr. 59, soit 1 gr. 86 par jour.

La polyurie a diminué pendant le même temps d'un demi-litre.

VI. — Mme Ba...

Le 23 juillet, urination de 24 heures : 2 litres contenant 68 gr. 62 de glycose.

Le 11 août, urination de 24 heures : 2 litres contenant 45 gr. 52 de glycose.

Perdu en 19 jours 23 gr. 10, soit 1 gr. 21 par jour.

La polyurie n'a pas été diminuée.

VII. — Mme de St-M...

Le 17 août, urination de 24 heures : 2 litres contenant 83 gr. 32 de glycose.

Le 25 août, urination de 24 heures : 1 litre 3/4 contenant 69 gr. 8 de glycose.

Perdu en 9 jours 13 gr. 52 de sucre, soit 1 gr. 50 par jour.

La polyurie a diminué de 1/4 de litre pendant le même temps.

VIII. — M. Ja...

Le 30 août, urination de 24 heures : 1,500 gr. contenant 89 gr. 25 de glycose.

Le 19 septembre, urination de 24 heures : 1,500 gr. contenant 46 gr. 32 de glycose.

Perdu en 20 jours 52 gr. 93 de sucre, soit 2 gr. 64 par jour.

Il n'y avait pas de polyurie. La quantité d'urine excrétée est restée normale.

IX. — M. N...

Le 26 juin 1883, urination de 24 heures : 2,870 gr. contenant 172 gr. 24 de glycose.

Le 6 juillet, urination de 24 heures : 2,210 gr. contenant 109 gr. 89 de glycose.

Perdu en 10 jours 62 gr. 35 de sucre, soit 6 gr. 23 par jour.

La polyurie a diminué de 660 gr.

X. — M... Alexandre, 16 ans (diabète maigre).

Le 3 juillet, urination de 24 heures : 7 litres contenant 512 gr. 82 de glycose.

Le 10 juillet, urination de 24 heures : 6 litres 1/4 contenant 396 gr. 27 de glycose.

Perdu en 15 jours 116 gr. 55, soit 7 gr. 76 par jour.

La polyurie a diminué dans le même temps de 3/4 de litre.

XI. — M. J...

Le 29 juin 1883, urination de 24 heures : 1,870 gr. contenant 73 gr. 24 de glycose.

Le 9 juillet, urination de 24 heures : 1,210 gr. contenant 20 gr. 89 de glycose.

Perdu en 10 jours 52 gr. 35 de sucre, soit 5 gr. 35 par jour.

La polyurie a diminué dans le même temps de 660 gr.

XII. — Mme B...

Le 8 juillet, urination de 24 heures : 1,100 gr. contenant 14 gr. 63 de glycose.

Le 26 juillet, urination de 24 heures : 1,000 gr. contenant 12 gr. 65 de glycose.

Perdu en 16 jours 1 gr. 98 de sucre, soit 0 gr. 13 par jour.

La polyurie a diminué dans le même temps de 100 gr.

XIII. — M. P...

Le 8 septembre, urination de 24 heures : 1,750 gr. contenant 97 gr. 12 de glycose.

Le 22 septembre, urination de 24 heures : 1,375 gr. contenant 73 gr. 24 de glycose.

Perdu en 15 jours 23 gr. 88 de sucre, soit 1 gr. 70 par jour.

La polyurie a diminué dans le même temps de 375 gr.

XIV. — M. D...

Le 24 septembre, urination de 24 heures : 2,735 gr. contenant 26 gr. 36 de glycose.

Le 3 octobre, urination de 24 heures : 2,400 gr. contenant 12 gr. de glycose.

Perdu en 9 jours 14 gr. 36 de sucre, soit 1 gr. 60 par jour.

La polyurie a augmenté dans le même temps de 25 gr.

XV. — M. B...

Le 28 mai 1884, urination de 24 heures :
1,750 gr. contenant 13 gr. 59 de glycose.

Le 7 juin, urination de 24 heures : 2,325
gr. contenant 5 gr. 16 de glycose.

Perdu en 10 jours 8 gr. 43 de sucre, soit
0 gr. 84 par jour.

La polyurie a augmenté dans le même
temps de 575 gr.

XVI. — Mme S...

Le 29 juin, urination de 24 heures :
2,500 gr. contenant 113 gr. 77 de glycose.

Le 18 juillet, urination de 24 heures :
2,250 gr. contenant 62 gr. 43 de glycose.

Perdu en 19 jours 51 gr. 34 de sucre,
soit 2 gr. 70 par jour.

La polyurie a augmenté dans le même
temps de 50 gr.

XVII. — M. Sin...

Le 5 juillet, urination de 24 heures :
1,500 gr. contenant 57 gr. 60 de glycose.

Le 21 juillet, urination de 24 heures :
1,500 gr. contenant 8 gr. 99 de glycose.

Perdu en 16 jours 48 gr. 61 de sucre,
soit 3 gr. 04 par jour.

Il n'y avait pas de polyurie.

XVIII. — M. Ro...

Le 5 juillet, urination de 24 heures :

2,100 gr. contenant 115 gr. 14 de glycose.

Le 24 juillet, urination de 24 heures : 2,400 gr. contenant 35 gr. 16 de glycose.

Perdu en 19 jours 79 gr. 98 de sucre, soit 4 gr. 20 par jour.

La polyurie a augmenté dans le même temps de 300 gr.

XIX. — M. C...

Le 27 juillet, urination de 24 heures : 2,000 gr. contenant 102 gr. 12 de glycose.

Le 16 août, urination de 24 heures : 2,000 gr. contenant 44 gr. 40 de glycose.

Perdu en 20 jours 57 gr. 72 de sucre, soit 2 gr. 89 par jour.

La polyurie n'a pas varié.

XX. — M. Bo...

Le 29 août, urination de 24 heures : 1,650 gr. contenant 4 gr. 28 de glycose.

Le 7 septembre, urination de 24 heures : 1,500 gr. ne contenant aucune trace de glycose.

Perdu en 9 jours 4 gr. 28 de sucre, soit 0 gr. 48 par jour.

XXI. — M. B... B...

Le 3 juin 1885, urination de 24 heures : 2,800 gr. contenant 93 gr. 24 de glycose.

Le 21 juin, urination de 24 heures : 3,000 gr. contenant 58 gr. 05 de glycose.

Perdu en 18 jours 35 gr. 19 de sucre, soit 1 gr. 96 par jour.

La polyurie a augmenté dans le même temps de 200 gr.

XXII. — M. Ren...

Le 16 juin, urination de 24 heures : 1,750 gr. contenant 93 gr. 24 de glycose.

Le 5 juillet, urination de 24 heures : 1,500 gr. ne contenant aucune trace de glycose.

Perdu en 20 jours 93 gr. 24 de sucre, soit 4 gr. 66 par jour.

XXIII. — M. Des...

Le 8 juillet, urination de 24 heures : 1,500 gr. contenant 19 gr. 98 de glycose.

Le 14 juillet, urination de 24 heures : 1,500 gr. ne contenant aucune trace de glycose.

Perdu en 6 jours 19 gr. 98 de sucre, soit 3 gr. 33 par jour.

XXIV. — M. R...

Le 1er août, urination de 24 heures : 2 litres contenant 119 gr. 98 de glycose.

Le 20 août, urination de 24 heures : 1,700 gr. contenant 26 gr. 41 de glycose.

Perdu en 20 jours 93 gr. 57 de sucre, soit 4 gr. 67 par jour.

La polyurie a diminué dans le même temps de 300 gr.

XXV. — M. Cas...

Le 15 août, urination de 24 heures : 1,800 gr. contenant 91 gr. 90 de glycose.

Le 3 septembre, urination de 24 heures : 1,500 gr. contenant 30 gr. 30 de glycose.

Perdu en 19 jours 61 gr. 60 de sucre, soit 3 gr. 23 par jour.

La polyurie a diminué dans le même temps de 300 gr.

XXVI. — M. T...

Le 19 août, urination de 24 heures : 3,500 gr. contenant 147 gr. 63 de glycose.

Le 6 septembre, urination de 24 heures : 2,800 gr. contenant 37 gr. 25 de glycose.

Perdu en 18 jours 110 gr. 38 de sucre, soit 6 gr. 13 par jour.

La polyurie a diminué dans le même temps de 700 gr.

XXVII. — Mme Ch...

Le 7 juin 1886, urination de 24 heures : 1,750 gr. contenant 23 gr. 31 de glycose.

Le 27 juin, urination de 24 heures : 2,250 gr. contenant 4 gr. 72 de glycose.

Perdu en 20 jours 18 gr. 59 de sucre, soit 0 gr. 93 par jour.

La polyurie a augmenté dans le même temps de 500 gr.

XXVIII. — M. Bail...

Le 24 juin 1886, urination de 24 heures : 1,750 gr. contenant 68 gr. 37 de glycose.

Le 6 juillet, urination de 24 heures : 1,750 gr. contenant 11 gr. 65 de glycose.

Perdu en 12 jours 56 gr. 72, soit 4 gr. 72 par jour.

XXIX. — M. Sug...

Le 9 juillet, urination de 24 heures : 3,625 gr. contenant 188 gr. 91 de glycose.

Le 23 juillet, urination de 24 heures : 1,900 gr. contenant 4 gr. 21 de glycose.

Perdu en 14 jours 184 gr. 70 de sucre, soit 13 gr. 19 par jour.

La polyurie a diminué de 1,725 gr. dans le même temps.

XXX. — M. Th... 21 ans. — Poids, le 2 juillet : 48 kil. 600 (diabète maigre).

Le 2 juillet, urination de 24 heures : 11 litres contenant 488 gr. de glycose et d'assez grande quantité d'acide sulfocyanique et d'acétone.

Le 21 juillet — poids : 50 kil. — urination de 24 heures : 7,250 gr. contenant 402 gr. 37 de glycose.

L'acide sulfocyanique et l'acétone n'ont pas varié.

Perdu en 19 jours 85 gr. 63 de sucre, soit 4 gr. 75 par jour.

La polyurie dans le même temps a diminué de 3,750 gr.

Nous avons pris au hasard, dans nos livres d'analyses, les trente observations qu'on vient de lire. Nous pourrions en citer un bien plus grand nombre; toutes arriveraient à prouver que la cure thermale, dans tous les cas, diminue le sucre, là, très légèrement, ici, au contraire, très fortement.

Ce serait se faire une grosse illusion de croire que le diabétique amélioré à Vichy, y reviendra l'année suivante dans le même état qu'à son départ. Notre collaborateur et ami le docteur Cornillon, questionné un jour dans une réunion scientifique sur *l'action des eaux de Vichy dans le diabète,* répondit, si nous avons bonne mémoire : « qu'elles diminuaient le sucre, la poly- » dipsie, *mais que le malade retombait en* » *revenant au régime habituel.....* »

Nous partageons entièrement cette opinion. Cependant, nous croyons qu'en buvant chez soi, d'une façon presque régulière, des eaux de Vichy transportées, les malades peuvent, sinon diminuer encore leur glycosurie, du moins fortement aider le traitement à prolonger son action bienfaisante. Loin de nous la pensée d'assimiler les eaux bues sur place aux eaux bues *chez soi*. A ces dernières, il y manque ce quelque chose de particulier qu'on a justement appelé *la vie des Eaux Minérales* et qui leur donne, à la source, une action bien plus puissante que lorsqu'on les boit *mortes*, c'est-à-dire après qu'elles ont subi l'embouteillage. Mais cependant, personne ne peut nier que, même à cet état, les eaux froides surtout ont une action bienfaisante incontestable et qu'elles permettent aux malades, après le traitement de Vichy, de retrouver *chez eux* les bons effets qu'ils en ont retirés.

LES MICROBES ET LE MICROSCOPE

—

1886

(Société des Sciences médicales de Gannat. 1886, p. 79.)

—

Messieurs,

M. Mignot vous a lu dernièrement une communication sur la *fièvre typhoïde* se terminant par les considérations générales suivantes : « Quant à la théorie micro-
» bienne, si fort en honneur aujourd'hui,
» elle serait mieux accueillie si elle condui-
» sait à des applications thérapeutiques
» importantes. Mais la fièvre typhoïde qui,
» sous certains rapports, paraît lui donner
» raison, n'en a retiré pour son traitement
» aucun bénéfice. On arrivera, sans doute,
» à découvrir pour la fièvre typhoïde,
» comme on l'a fait pour le choléra, un
» bacille, mais ce bacille qui sera, peut-
» être, l'effet plutôt que la cause, n'aura
» pas une base d'existence bien solide,
» puisqu'elle reposera sur une apparence

17

» transmise par le microscope à l'œil de
» l'examinateur. Il suffirait que cet ins-
» trument fût doué d'un pouvoir de gros-
» sissement mille et dix mille fois plus
» fort, pour changer la forme du bacille
» et la remplacer par quelque autre ap-
» parence. La science édifiée avec le mi-
» croscope et, par conséquent, la décou-
» verte des microbes ou des bacilles repose
» donc, en grande partie, sur l'habileté du
» fabricant d'instruments et les progrès de
» cette fabrication. L'observation clinique
» offre à la médecine une base plus large et
» plus stable ; c'est celle-là qu'elle doit pré-
» férer. »

Autrefois, M. Mignot disait qu'il y avait deux choses dans la science moderne contre lesquelles il avait toujours protesté : l'abus des vivisections et la manie des néologismes. Aujourd'hui, il pourrait ajouter qu'il y a encore dans la nouvelle école deux autres choses qui lui déplaisent fort : l'emploi du microscope et la découverte des microbes.

Nos savants collègues, Boudant, Secretain, Lagout, Fabre et Gilbert Trapenard ont, jadis, défendu de leur mieux Claude Bernard et les vivisections. Mon excellent ami, le docteur Trapenard père, fit un jour spirituellement observé à M. Mignot que s'il ne comprenait pas toujours

les néologismes, c'était peut-être la faute de son âge. Il ajoutait que « quand ils s'ap-
» pliquent à des faits nouveaux, la création
» de mots nouveaux est plus que justifiée :
» elle est nécessaire. » Voulez-vous me permettre, messieurs, à moi l'un des plus jeunes d'entre vous, à moi qui me flatte d'appartenir à la nouvelle école, à l'école des vivisections, des néologismes, du microscope et des microbes, voulez-vous me permettre, dis-je, de relever le gant si hardiment lancé, le 5 octobre, par M. Mignot ? La tâche est rude, je le sais ; l'adversaire est académicien ! Mais qu'importe : je crois que la Société médicale de Gannat ne peut permettre, sans protester, que dans son sein on nie la spécificité des maladies infectieuses, en transformant le microscope en la plus vulgaire des *lanternes magiques;* c'est pourquoi je n'hésite pas à répondre au *glas* du passé par le *tocsin* de l'avenir.

Causons du microscope tout d'abord, nous arriverons ensuite aux microbes.

M. Mignot prétend « qu'il suffirait que
» cet instrument fût doué d'un pouvoir de
» grossissement des objets mille et dix
» mille fois plus fort pour changer la
» forme du bacille et la remplacer par quel-
» que autre apparence. » Il y a dans ces quelques mots une hérésie scientifique qui

saute aux yeux, que je vous demande la permission de réfuter.

Sur une route, en droite ligne, vous apercevez dans le lointain un point noir ; vous ne voyez pas ce que cela peut être. Vous savez cependant que ce point est mobile et qu'il s'avance vers vous. Puis vous distinguez fort bien une forme humaine, sans vous prononcer, cependant, si cela est un homme ou bien une femme. Enfin, vous vous dites que cela est un homme et, lorsqu'il n'est plus qu'à quelques mètres de vous, vous reconnaissez parfaitement votre dévoué secrétaire. Lorsqu'il vous serre la main, vous pouvez alors le dévisager à votre aise, voir s'il est blond ou brun, bien ou mal habillé, l'étudier sur toutes les faces, sur toutes les coutures et vérifier que :

De près c'est quelque chose et de loin ce n'est rien.

Mais le rapprochement n'a pas transformé l'objet examiné ; ce point noir éloigné avait bien la même forme à cet état que l'homme qui arrive près de vous ; le grossissement, pas plus que le rapprochement, ne peut changer les formes, et il est reconnu par tout le monde, par M. Mignot lui-même, que si, lorsque vous cherchiez à reconnaître ce que c'était que ce point noir que vous aperceviez sur la route, vous l'aviez regardé à l'aide d'une lunette d'approche assez puissante, vous auriez immédiatement reconnu l'homme dans la même apparence qu'il possède lorsqu'il n'est séparé de vous que par quelques pas seulement.

Vous me pardonnerez, messieurs, cette comparaison triviale, car elle rend bien compte du mécanisme pratique du microscope.

Si, en effet, sous le champ de cet instrument vous placez une préparation de *phylloxera vastatrix,* par exemple, et que vous l'examiniez avec un faible grossissement, vous n'apercevez qu'une tache ovoïde ; si vous augmentez le grossissement, cette tache prend la forme d'un insecte ; puis, le grossissement augmentant toujours, vous reconnaissez que cet insecte appartient à l'ordre des hémiptères, qu'il est muni d'un suçoir, porté sur six pattes à plusieurs articles, et qu'il a deux longues antennes à la partie antérieure. Enfin, en grossissant davantage encore, vous pouvez voir les sortes de poils fins dont sont munis les pattes et étudier la conformation anatomique de la trompe du si terrible ravageur de nos vignes. Mais, ce que je tiens à bien établir, à l'encontre de l'opinion de M. Mignot, c'est que, quelle que soit la puissance de l'objectif dont on se sert, la

forme elle-même de l'insecte n'a pas changé ;
les grossissements plus forts permettent de
mieux l'étudier, de mieux le connaître, par
cela même de mieux le combattre, mais ils
ne feront jamais qu'un *phylloxera* devienne
un *ver solitaire* et *vice versa*.

Pourquoi ce qui est vrai, ce qui est évident pour le phylloxera, ne le serait-il pas
pour des infiniment plus petits ? Pourquoi
le microscope aurait-il la propriété de trans-
former en un phylloxera, par exemple, le
microbe de la tuberculose ? Ah ! messieurs,
c'est bien là l'opinion de M. Mignot, quand
il dit : « qu'il suffirait que cet instrument
» fût doué d'un pouvoir de grossissement
» des objets mille et dix mille fois plus fort
» pour changer la forme du bacille et la
» remplacer par quelque autre apparence.»
J'applaudis des deux mains, au contraire,
le passage de la communication de notre
confrère de Chantelle, lorsqu'il écrit : « que
» la science édifiée avec le microscope et,
» par conséquent, la découverte des mi-
» crobes ou des bacilles repose, en grande
» partie, sur l'habileté du fabricant d'ins-
» truments et les progrès de cette fabri-
» cation. » Certes, on ne saurait nier que
les perfectionnements que l'on apporte,
chaque jour, aux instruments d'optique ne
sont pas pour beaucoup dans les progrès
qu'a fait, dans ces derniers temps, la mi-

crobiologie ; et, puisque certains yeux ne veulent voir qu'à la condition que la lumière les frappe trop fort, on peut espérer que, grâce à ces fabricants d'instruments, la vérité sera bientôt si éclatante que personne, parmi vous, n'osera plus attaquer alors et les microbes et les microscopes.

Il y a tantôt quinze ans, dans une virulente diatribe contre cet instrument, M. Mignot, oubliant sans doute que les progrès de la science ne sont pas comme les frontières géographiques, à la merci de la botte d'un empereur, fit vibrer chez vous la corde patriotique et vous demanda d'exclure des études médicales le microscope, comme étant le fond exclusif de la science germanique.

Il ajoutait, en parodiant le mot de Sieyès sur le Tiers-Etat : « *Qu'était le microscope,* » *il y a un demi-siècle ?* RIEN. *Que veut-on* » *qu'il soit ?* TOUT. »

Cette dernière citation n'est pas heureuse et l'on ne m'en voudra pas de m'en faire une arme contre son auteur. Moi, qui suis du Tiers-Etat, j'ai le droit de m'enorgueillir de la place qu'occupe aujourd'hui dans le monde cette caste besoigneuse de l'ancien régime, et je me plais, pour le microscope, à accepter l'augure de M. Mignot, lorsqu'il rapproche son importance dans la science de celle du Tiers-Etat dans la politique.

Je n'entreprendrai pas, messieurs, de vous énumérer, même succinctement, les applications si nombreuses du microscope à la médecine; vous les avez tous présents à la mémoire; je vous rappellerai cependant, qu'en 1877, M. Mignot lui-même vous proposait de remercier MM. Cornil et Ranvier pour l'envoi de leur savant ouvrage d'*Histologie pathologique* « qui peut profiter non seulement aux élèves, mais aussi à tous ceux qui veulent s'initier *aux découvertes faites sous le champ du microscope.* »

Et maintenant, passons aux microbes.

« On arrivera, sans doute », s'écrie M. Mignot, « à découvrir pour la fièvre » typhoïde, comme on l'a fait pour le cho- » léra un bacille, mais ce bacille qui sera, » peut-être l'effet plutôt que la cause, » n'aura pas une base d'existence bien » solide, puisqu'elle reposera sur une ap- » parence transmise par le microscope à » l'œil de l'examinateur. »

Tout d'abord, je ferai remarquer à la Société qu'on *n'arrivera pas à découvrir...* M. Mignot s'est trompé de temps. C'est : *on est arrivé...* qu'il aurait dû écrire, car les bacilles de la fièvre typhoïde ont été entrevus, pour la première fois, en 1871, par Recklinghausen; Eberth et Klebs en ont donné une description détaillée et exacte. J'ajoute que ces bacilles se sont parfaitement laissés cultiver sur la gélatine sans la liquéfier et sur les pommes de terre.

Les bacilles sont-ils l'effet des maladies ou bien en sont-ils la cause ?

Je vous ai déjà, au pied levé, dans votre dernière séance, rappelé à ce sujet l'étiologie du *sang de rate*. Aujourd'hui, je pourrais vous citer encore le rouget du porc, le choléra des poules, la morve, la variole, la tuberculose, l'érysipèle et le choléra asiatique, toutes maladies infectieuses dues à la présence d'un microbe spécifique qui répond très nettement aux quatre règles suivantes établies par Koch :

1° Le microbe a été trouvé soit dans le sang, soit dans les tissus de l'homme ou de l'animal malade ou mort de la maladie ;

2° Ce microbe pris dans ce milieu (le sang ou les tissus) et cultivé artificiellement hors du corps de l'animal, a été transporté, de culture en culture, pendant plusieurs générations successives, en prenant les précautions nécessaires pour empêcher l'introduction de tout autre microbe dans ces cultures, de façon à obtenir le microbe spécifique pur de toute espèce de matière provenant du corps de l'animal qui l'a primitivement fourni ;

3° Le microbe, ainsi purifié par des cultures successives, réintroduit dans le corps d'un animal sain, mais sujet à la maladie, doit reproduire, chez cet animal, la maladie en question avec ses symptômes et ses lésions caractéristiques ;

4° Enfin, on constate que dans l'animal ainsi inoculé, le microbe s'est multiplié et se trouve en nombre supérieur à celui de l'inoculation.

Notre confrère Lagout, qui ne peut nier cette transmission de la maladie par le microbe, m'oppose ce fait : c'est que le microbe que je puise chez des malades est empoisonné ; qu'il porte en lui le virus, le principe de cette maladie ; que mon bacille peut bien être le véhicule du principe morbide, mais que, n'étant pas sain lui-même, on ne peut dire qu'il est la cause de la maladie.

Cette façon ingénieuse de se défendre me rappelle le *Cur opium facit dormire* du médecin de Molière. Vous vous souvenez la réponse du bachelier :

> Quia est in eo
> Virtus dormitiva,
> Cujus est natura
> Sensus assoupire

N'est-ce pas là, en effet, la méthode de M. Lagout : *Pourquoi le microbe donne-t-il la maladie ? — Parce qu'il y a en lui une vertu morbide dont la nature est...., etc., etc.!*

M. Lagout appartient à l'école des *miasmes*, des *virus*, des *effluves*, de ce *quelque chose d'inconnu* qui constituait le *contage;* des *actions catalytiques* en un mot, base fragile de *l'école des mystères*. Il m'en coûte beaucoup de ne pas partager à ce sujet l'opinion de mon excellent collègue, mais j'avoue qu'en science le moindre grain de précision fait bien mieux mon affaire. Se servir de mots dont on ne peut préciser le sens et la valeur, c'est le fait de la respectable tradition et, je le déclare ici, ce que j'admire le plus en Pasteur, c'est la précision presque mathématique de ses découvertes de laboratoire. Qu'importe que le microbe soit la cause ou l'effet de la maladie première ; qu'importe de savoir s'il agit par lui-même ou autrement. Ce qu'il y a d'évident, c'est que ce microbe, débarrassé par des cultures successives de son entourage morbide et inoculé à des animaux sains, reproduit exactement la maladie infectieuse dont il provient. C'est donc lui qu'il faut combattre.

Qu'on examine, sans parti pris, la *Théorie des blastèmes de Robin*, celle de M. *Charlton Bastian*, celle des *microzymas de Béchamp* ou *celle des ptomaïnes* et qu'on me dise s'il y en a une qui explique aussi simplement et aussi exactement les faits que la théorie microbienne ?

« L'opposition que la théorie micro-
» bienne rencontre en pathologie, » dit M.
E. Trouessart dans un livre sur *les Microbes* qui vient de paraître « n'est pas
» nouvelle et n'a rien qui doive nous éton-
» ner : à toutes les époques, la médecine
» a tenu à ses vieilles traditions et n'a re-
» noncé qu'avec peine à voir dans la mala-
» die quelque chose de mystérieux, comme
» au temps de l'antique théurgie, dont les
» devins et les sorciers modernes sont le
» dernier reste. La théorie parasitaire est,
» sans doute, trop simple et trop naturelle
» pour qu'on croie devoir l'accepter sans
» contestations ; mais ses précédentes con-
» quêtes sont d'un bon augure pour l'ave-
» nir. Est-il besoin de les rappeler ? Au
» commencement de ce siècle, la théorie
» parasitaire de la gale rencontra la même
» opposition : quel est le médecin qui doute
» aujourd'hui que le *sarcoptes scabiei* soit
» la seule cause de l'affection ? Un peu plus
» tard, vers le milieu du siècle, quand on
» constata la présence de microphytes par-
» ticuliers dans la plupart des maladies de
» la peau, personne ne voulut croire à l'im-
» portance de cette découverte ; et, cepen-
» dant, il est bien peu de médecins qui nient
» désormais que ces microphytes ne soient

» la principale ou, pour mieux dire, **la**
» seule cause de ces maladies. »

Au reste, la théorie microbienne n'est
pas nouvelle. Moïse l'avait esquissée et les
Archives de Virchow citent le passage suivant du liv. XII de Varron : « *Si qua erunt*
» *loca palustria, crescunt animalia quœ-*
» *dam minuta, quœ non possunt oculi con-*
» *sequi, et per ora intus in corpus per os et*
» *nares perveniunt atque officiunt difficiles*
» *morbos* », qu'on peut traduire ainsi :
Dans les endroits marécageux, il naît de
petits animaux, trop petits pour qu'on
puisse les voir, qui sont répandus dans
l'air et qui pénètrent dans le corps des
hommes par la bouche ou par les narines,
et leur présence produit de graves maladies.

Marcus Terentius Varron, le plus savant
des Romains, comme l'avaient surnommé
ses concitoyens, écrivait les lignes que vous
venez d'entendre en l'année **50** environ
avant J.-C.

La nouvelle école a donc, tout comme les
autres, de vrais ancêtres et, ce qui est
étonnant, c'est qu'il a fallu de longs siècles
pour que la science donne raison à Varron,
en découvrant le bacille de la malaria entrevu déjà théoriquement du moins, en
1717, par Lancisi *(De noxiis paludum*
effluviis) et affirmé depuis par Klebs Tom-

masi Crudeli, Cuboni, Marchiafava, Cecci
et Ziehl.

Certes, je ne veux nier ici la valeur de
la clinique médicale ; je ne sache pas, au
reste, que la nouvelle école tende à détrôner
ce pivot fondamental de la bonne médecine.
Mais vous m'accorderez bien, Messieurs,
que quelquefois la clinique peut être prise
en défaut, qu'elle peut douter ; et alors,
pourquoi refuserait - elle l'appui d'une
science exacte qui ne demande qu'à vivre
en bonne voisine avec elle? Quand il n'était
encore que votre vice - secrétaire, notre
président disait devant vous, dans une discussion, que « le raisonnement, même
» fondé sur les études anatomiques, n'ar-
» rive qu'à faire une hypothèse. Et c'est à
» vérifier les hypothèses que les vivisec-
» tions doivent servir. » Que M. le D^r
Fabre me permette de rappeler, en terminant, ces quelques mots et de dire que,
tout comme les vivisections, le microscope
peut servir à bien asseoir les hypothèses de
la clinique.

LE NOUVEL HOPITAL DE VICHY

1887

(*Annales de Médecine thermale. Année 1887, page 162*)

Le nouvel Hôpital - Hospice de Vichy qu'on a inauguré avec une certaine solennité le dimanche 23 octobre, avant l'achèvement complet des travaux, est situé à la *Croix des Renards,* en dehors de l'agglomération de la population et à quelques centaines de mètres seulement du centre de la ville. Le terrain sur lequel il est construit est déclive et sec ; on y accède facilement par de larges voies de communication ; il serait d'un choix irréprochable, à la condition qu'on ne se servît pas, pour l'alimentation, de l'eau des puits qu'on y a creusés, car celle-ci venant sourdre à travers le calcaire, a un degré hydrotimétrique tel qu'elle est impropre à bien des usages de la vie.

L'emplacement, qui est clos de toute part par un mur assez élevé, a la forme d'un rectangle écorné à deux de ses sommets ; sa superficie est de 58,690^{m²}50 ; les constructions occupent 9,290 mètres carrés, c'est-à-dire moins d'un sixième de la surface totale, ce qui est une excellente proportion.

C'est le *système à pavillons isolés* qu'on a employé pour la construction de cet établissement qui contiendra environ 350 lits. En comptant la chapelle et le logement de l'aumônier, il comprend vingt bâtiments et 774 mètres de galeries couvertes reliant ensemble à peu près tous les services.

Ces bâtiments, du moins ceux qui sont destinés aux malades, aux vieillards et à l'orphelinat, sont orientés, suivant leur grand axe, du nord-ouest au sud-est. Cette orientation est défectueuse, car les vents dominants du sud-ouest vont souffler dans une direction perpendiculaire à la façade des salles, après avoir passé à travers toute la ville ; il peut en résulter, d'abord, le transport des miasmes du dehors à l'intérieur de l'hôpital, ou même d'une salle de malades dans celles qui se trouveront plus loin. On aurait évité cela en orientant les pavillons du nord-est au sud-ouest, mais la déclivité assez forte du terrain a empêché qu'il puisse en être ainsi ; nous le regrettons au point de vue de l'hygiène générale.

L'Hôpital de Vichy comprend plusieurs

services bien distincts : Il est d'abord *hôpital civil,* dans le sens propre du mot, et en
cette qualité, il reçoit les malades de Vichy
et de seize communes rurales avoisinantes
qui sont dans le cas d'y être admis. Il est,
ensuite, *hospice de vieillards* des deux
sexes ; *orphelinat* pour garçons et filles ;
hôpital-thermal pour tous les malades indigents de France, pendant la saison d'été,
et il contient, en outre, une salle pour militaires et une chambre d'officiers.

Nous allons examiner successivement
comment ont été répartis ces différents
services. Disons, d'abord, que dans la distribution intérieure, on a eu égard à la
division des sexes, ainsi qu'au classement
des malades. Les femmes occupent tous
les bâtiments du côté gauche, en prenant
comme direction l'axe de la chapelle en la
regardant de l'entrée, et les hommes ceux
du côté droit. La facilité du service n'a pas
toujours été bien comprise. C'est ainsi que
pour se rendre des bâtiments du premier
plan, qui sont réservés à l'hôpital thermal,
aux cuisines, par exemple, il faut ou faire
un long chemin ou gravir 46 marches d'un
escalier assez rapide. Cela tient encore à la
pente du terrain ; on aurait pu, peut-être,
éviter cet inconvénient en plaçant tous les
services sur le plateau ; il aurait fallu, pour
cela, se retirer en arrière d'une centaine de

mètres environ. Les bureaux de l'administration, avec logements trop exigus au-dessus, sont, avec une chapelle qui va coûter le prix exorbitant de 250 à 300,000 fr., au même niveau que cet hôpital thermal. Disons, pour en terminer de suite avec cette partie, que dans le coin du rectangle le plus rapproché de Vichy, se trouve la coquette habitation de l'aumônier qui, d'après les règlements, doit être, croyons-nous, entièrement séparée du reste de l'établissement.

Au second plan, sur le plateau, à dix mètres au-dessus du sol des précédents bâtiments, se trouve l'*Hôpital civil* (hommes et femmes), avec les salles militaires et, au rez-de-chaussée du bâtiment des femmes, le logement de la Communauté.

Vingt mètres plus loin, au milieu environ de l'emplacement, dans une direction perpendiculaire aux bâtiments précédents, ont été construites la cuisine et la lingerie à droite, la pharmacie et le logement des servants à gauche. Plus loin encore, on trouve, et cela du même côté gauche, l'*Hospice* (hommes et femmes), et à droite, l'*Orphelinat* (garçons et filles).

Au centre, entre l'Hospice et l'Orphelinat et sur le même axe que la chapelle, on a placé le service balnéaire qui comprend six baignoires et une magnifique salle d'hydrothérapie. Soixante-dix mètres plus loin, sur le côté droit, sont isolés les pavillons séparés et chacun clos de murs, des syphilitiques, des varioleux, des aliénés et le dépôt des morts ensuite ; du même côté, il y a une blanchisserie. Sur le côté gauche et vis-à-vis, se trouve la maternité, et plus loin des écuries et remises. Entre ces services, on a logé le jardinier. Tous ces nombreux bâtiments sont séparés par des cours de récréation ou des jardins, qui une fois bien plantés, seront d'un fort bel aspect.

Il importe, après ces données générales, d'examiner d'une façon particulière chaque chose ; on nous pardonnera les longueurs nécessaires de cette étude, en raison de l'importance hygiénique du sujet qu'elle traite.

Salles de malades. — Tous les bâtiments de l'Hôpital, de l'Hospice et de l'Orphelinat ont un rez-de-chaussée et un premier étage. Il y a donc des salles au premier et au rez-de-chaussée. Celles de l'hôpital thermal ont 31 mètres de long, tandis que celles de l'hôpital civil n'ont que 20^{m}50. Aux rez-de-chaussées, elles ont toutes 4 mètres de hauteur et 5^{m}75 de largeur ; tandis qu'aux premiers étages, elles mesurent 5 mètres en hauteur et 9 mètres en largeur. Cette différence tient à un promenoir qui se trouve le long des salles du bas. Suivant leur superficie, elles contiennent soit 10 lits seulement, soit 24, soit 28 au maximum. Leur cube est calculé de telle façon, que chaque malade ait 50^{m3} environ d'air ; comme on le voit, cette proportion est un maximum respectable. Les portes d'accès dans les salles sont suffisamment larges. Il y en a toujours au moins une qui peut permettre le passage d'un brancard. Les fenêtres, qui ont une grande surface, sont placées sur les longs côtés des salles, directement en regard les unes des autres. L'imposte supérieure n'est qu'à quelques centimètres du plafond. Il serait désirable qu'elle fut constituée par une ventelle à soufflet basculant sur son axe et munie d'appendices métalliques destinés à fermer les ouvertures latérales. La distribution de l'air eut été ainsi plus facile. Extérieurement aux croisées se trouvent des stores en toile, se manœuvrant de l'intérieur sans qu'il soit besoin d'ouvrir.

Les murs sont peints avec une couleur à la colle et les angles qu'ils forment entre eux, avec le plafond ou avec le plancher, sont droits. Ce sont là de grosses fautes qu'il convient de publier bien haut, car on peut encore les réparer. Il fallait stuquer les murs intérieurs de l'Hôpital et arrondir tous les angles, suivant un rayon de 20 à

25 centimètres. De cette façon, on aurait évité les nids à microbes et on aurait pu, chose précieuse, laver les parois des salles à grande eau ou avec des solutions désinfectantes. Dans quelques planchers les joints ne sont pas bien faits. Il serait bon de les unir au blanc de plomb saturé d'huile de résine.

Chaque bâtiment comprend deux salles au rez-de-chaussée et deux salles au premier. Les salles sont séparées par les locaux réservés au service. Il y a aussi, dans chaque service, des chambres d'isolement en assez grand nombre.

Salles d'opérations.— Nous avons remarqué une de ses salles dont l'exigüité est telle, que lorsqu'il y aura tout ce qui s'y doit trouver, il sera bien difficile à l'opérateur de tourner autour de sa table d'opération.

Escaliers. — Les escaliers sont d'un accès facile, parfaitement éclairés et aérés. Les paliers sont assez spacieux pour qu'on puisse facilement y manœuvrer un malade sur un brancard. Nous ferons les mêmes critiques aux murs des escaliers qu'à ceux des salles de malades.

Chauffage et Ventilation. — Le chauffage se fera au moyen de calorifères à air ou à eau qui, avec des prises d'air établies dans chaque salle, doivent établir la ventilation. Il faudra voir fonctionner ce service pour le juger. Nous faisons, à ce sujet, des réserves.

Eclairage. — L'Hôpital sera éclairé au gaz. La distribution en semble bien faite. Nous faisons les mêmes réserves que pour le chauffage.

Alimentation d'Eau. — L'administration de l'Hôpital de Vichy est en train de commettre une faute contre laquelle on ne saurait trop vigoureusement protester au point de vue de l'hygiène. Le point le plus élevé de l'emplacement de l'Hôpital n'est situé qu'à 0ᵐ80 au dessous du niveau du réservoir d'eau des Garets. Il est donc impossible d'alimenter l'Hôpital tout entier avec l'eau de la ville. Devant cette situation, qu'a décidé l'administration ? De faire creuser un lavoir dans la partie la plus basse du terrain, lequel lavoir pourrait être rempli par cette eau, et d'alimenter le reste de l'Hôpital au moyen de l'eau d'un puits creusé dans le sol.

Nous avons déjà dit, au commencement de cet article, que nous nous élevions contre le choix du terrain, si on devait se servir de l'eau des puits qu'on y pouvait creuser. Nous voulons rappeler, ici, ce que nous disions en 1883, dans une brochure sur les

Eaux douces de Vichy, de l'alimentation d'eau du Nouvel Hôtel-Dieu : « En choi-
» sissant la Croix des Renards comme em-
» placement du Nouvel Hôtel-Dieu, écri-
» vions-nous, a-t-on bien réfléchi à l'ali-
» mentation d'eau de cet établissement ?
» Nous ne le croyons pas. En effet, placé
» au-dessus du réservoir actuel de la Font-
» Fiolant, à la même hauteur environ que
» le réservoir des Garets, il sera impossible
» de faire monter *naturellement* l'eau né-
» cessaire à cette alimentation à un second
» étage, ce qui est pourtant de première
» nécessité.
» Il est vrai qu'en allant capter les sour-
» ces de la Jonchère, situées dans la mon-
» tagne du Vernet, et en établissant là, à
» un niveau assez élevé, un réservoir
» particulier, cette question serait tout-à-
» fait résolue. Doit-on agir ainsi, ou faut-il
» se servir, au contraire, de l'eau de l'Allier
» et la monter dans les bâtiments nou-
» veaux, à l'aide de machines élévatoires
» spéciales ?
» Etudions cette question :
» Nous avons vu que l'eau de la Font-
» Fiolant, prise à la borne fontaine des
» Bains de l'Hôpital, marque 26° à l'hy-
» drotimètre. Si, au point de vue hygié-
» nique, cette eau peut être impunément
» prise en boissons, il n'en est pas de

» même pour les autres usages de la vie
» auxquels doit concourir une eau potable.
» Il est impossible, par exemple, de se
» servir d'une telle eau pour cuire les
» légumes, ou pour dissoudre le savon ;
» ces deux raisons sont, je crois, suffisantes
» pour la faire rejeter de l'alimentation d'un
» Hôpital surtout. Est-ce à dire qu'on devra
» se servir exclusivement de l'eau filtrée,
» et perdre, par suite, une grande quantité
» d'eau de sources qui ne coûterait absolu-
» ment rien? Loin de nous la pensée de
» soutenir une telle théorie.

» L'eau de l'Allier est excessivement
» pure. Son degré hydrotimétrique, avons-
» nous dit, est de 5°3. Il sera donc facile,
» en réglant convenablement deux robinets
» dont l'un amènera l'eau du réservoir des
» Garets et l'autre celle de la Font-Fiolant,
» d'obtenir une eau marquant 11 à 15° hy-
» drotimétrique et qui sera, par suite, émi-
» nemment potable.

» L'hospice actuel possède en moyenne,
» en tenant compte des buveurs étrangers
» qu'il reçoit l'été, 223 personnes par jour.
» En portant ce nombre à 250 pour le futur
» Hôpital, nous croyons ne rien exagérer.

» En donnant par chaque tête 200 litres
» d'eau par 24 heures, il faudra donc pou-
» voir en fournir à cet établissement 50
» mètres cubes par jour. Or, la source de

» la Font-Fiolant, telle qu'elle existe au-
» jourd'hui, possède un trop plein bien
» suffisant pour que l'Hôpital puisse y
» trouver 25 mètres cubes d'eau. Il suffira
» donc de mélanger, dans un réservoir
» spécial, ces 25 mètres cubes à 25 autres
» mètres cubes venant du réservoir des
» Garets pour avoir 50 mètres d'eau mar-
» quant 14°5 à l'hydrotimètre, par suite,
» très hygiénique et fort salubre.

» Alors, une machine élévatoire pourra
» distribuer cette eau aux différents étages
» du nouvel Hôtel-Dieu. »

On n'a pas écouté notre conseil, on ne s'est pas inquiété de cette question primordiale d'alimentation d'eau et on a construit des bains dans lesquels on ne se baignera pas, une salle d'hydrothérapie où on ne prendra pas de douches, une blanchisserie où on ne blanchira pas, des égouts qui recevront toutes les eaux sales et insalubres et tous les détritus de ce vaste établissement et qui n'auront point de chasses d'eau, des water-closets qu'on ne pourra pas inonder, des salles de malades aux abords desquelles il y aura tout un tuyautage, et de nombreux robinets qu'on tournera en vain, sans jamais y voir apparaître la moindre goutte de liquide.

Qu'on s'imagine un Hôpital de cette importance sans eau, car ce n'est pas en avoir que d'être obligé de la tirer ou de la pomper d'un puits plus ou moins profond. Qu'est-ce que cela va être pendant les grandes chaleurs ? Mais nous ne pouvons croire, vraiment, que cette question soit enterrée. Elle est trop nécessaire au bon fonctionnement de tous les services pour qu'elle ne soit pas résolue au plus tôt. Il n'y a pas à hésiter, il faut établir, à une élévation suffisante, un réservoir assez considérable et y élever de l'eau potable par une machine à vapeur. Qu'on fasse des économies sur la quantité si l'on veut, qu'au lieu de 50 mètres cubes par jour on n'en élève que 25, mais qu'il y ait de l'eau, c'est là le principe d'une bonne hygiène hospitalière ; hors de lui, il n'y a que gravité infectieuse et empoisonnement général.

Egouts. — Un égout collecteur descend du haut en bas de l'Hôpital. Il reçoit des collatéraux qui passent devant chaque bâtiment et lui apportent, non seulement l'eau de pluie, mais le tout à l'égoût si on en excepte les matières fécales. Il serait facile, pour donner à ces égouts l'eau qui leur est nécessaire, de prendre à la Ville celle qu'elle a de trop dans sa conduite de la Font-Fiolant. Cela serait suffisant pour établir un écoulement constant et constituer, si on le désirait, des chasses d'eau assez puissantes.

Bains et hydrothérapie. — Nous n'insisterons pas, ce service ne pouvant fonctionner faute de liquide.

Maternité. — Murs non stuqués. Chambres d'accouchement bien trop petites. Il faut là surtout un cube d'air très considérable par malade. Cette Maternité est une petite réduction des pavillons Tarnier. Mais le service de surveillance y sera moins facile que dans ceux-ci.

Isolements. — L'espace manque dans les chambres de contagieux. Il importe que, pour ceux-là, tout le service soit absolument séparé du reste de l'Hôpital ; il ne faut pas, par exemple, que les infirmiers ou infirmières servent de véhicule aux germes des maladies à travers les salles des autres malades ; l'isolement des contagieux doit être complet, c'est-à-dire qu'il faut qu'ils aient hydrothérapie, cuisine, lingerie spéciales ; il faut que les servants et servantes de ces salles ne pénètrent dans aucune autre partie de l'Hôpital ; il faut qu'ils s'isolent dans leur service. Rien de cela est possible avec les pavillons construits à Vichy ; l'isolement n'y sera que platonique, alors qu'il devrait être rigoureusement absolu. Ce n'est pas tout de construire un bâtiment plus ou moins important et d'inscrire sur sa porte le mot contagieux, il faut

encore que l'isolement y soit facile ; il ne le
sera pas à l'Hôpital de Vichy. Avoir fait
un service spécial pour les syphilitiques,
c'est bien ; on aurait pu en faire un pour
les phtisiques !

Cabinets d'aisance. — Ils sont placés à
l'extérieur des bâtiments, ce qui est très
bien ; les fosses sont étanches, ce qui est
parfait. La disposition adoptée exige que
l'on monte sur le siège, ce qui est une
première faute ; la soupape du fond ne peut
s'ouvrir qu'à la condition qu'on prenne la
précaution d'appuyer avec le pied sur le
rebord de la cuvette, ce qui constitue un
gros péché contre l'hygiène. Sans eau et
avec cette installation, nous pouvons prédire
que ces réduits, qui ne sont ni trop clairs
ni trop aérés, seront fort sales. Nous sou-
haitons, sans l'espérer, qu'il en soit autrement.

Etuve à désinfection. — On a oublié d'en
prévoir la construction. Il serait nécessaire
de réparer cet oubli et de faire construire
cette étuve, de telle façon que tous les malades de la ville puissent y venir faire assainir leurs vêtements ou autres objets conta-
minés, comme l'avait fait réclamer, par la
Société d'hygiène de Vichy, M. le docteur
J. Nicolas (du Mont-Dore).

Ameublements. — On transporte l'ancien

mobilier de l'Hôpital actuel dans les nouveaux bâtiments. Cet ancien mobilier est réparé et nettoyé avant le transport. Ces nettoyages grossiers sont-ils suffisants? N'y a-t-il pas inconvénient à refaire des lits avant de les avoir assainis d'une façon rigoureuse? Ne transportera-t-on pas, au Nouvel Hôtel-Dieu, des germes de maladies infectieuses en même temps que des insectes parasites? Il eût été désirable qu'un ameublement neuf fut acquis pour le Nouvel Hôpital. Nous regrettons qu'il n'en soit pas ainsi.

Service. — Le service va devenir beaucoup plus difficile qu'à l'ancien Hôpital. Il est nécessaire qu'il soit établi intelligemment; nous croyons savoir qu'un nouveau règlement va être rédigé. Nous aurons à revenir sur ces questions lorsque le nouvel Hôpital aura montré, par la pratique, ce qu'il y aura de bon ou de défectueux dans son fonctionnement hospitalier et administratif.

Montant de la dépense. — La construction du nouvel Hôpital coûtera en chiffres ronds............ 1,700,000 f.
(La chapelle interviendra, dans cette somme, pour le prix exorbitant de 300,000 fr. au moins.)

L'acquisition du terrain a coûté...................... 130,000 f.

Soit une dépense totale de 1,830,000 f.

De ces chiffres, nous rapprocherons le coût de l'*Hôpital du Havre,* inauguré en 1885, et qui peut passer comme un modèle des établissements de ce genre.

La surface occupée par cet Hôpital est de 65.000 mètres, il contient 312 lits, et le montant de la dépense se décompose ainsi :

Construction	1,200,000 fr.
Mobilier.	200,000 fr.
Acquisition de la propriété.	475,000 fr.
Total. . . .	1,875,000 fr.

Ces chiffres sont éloquents. Ils prouvent qu'à Vichy, avec la somme dépensée, on aurait pu faire mieux tout en faisant aussi grand.

Pour nous résumer, nous dirons qu'il semble qu'en édifiant le nouvel établissement hospitalier de Vichy, on ait eu plus en vue l'aspect extérieur que la commodité intérieure. L'hygiène a été, selon nous, complètement sacrifiée à une question d'œil. L'installation de l'Hôpital, dans ces nouveaux locaux, sera une amélioration certaine vis-à-vis de l'état actuel ; mais il y a loin de la perfection cherchée au résultat obtenu.

DE L'EXERCICE DE LA PHARMACIE

Par les Religieuses

—

1887

(Bulletin de la Société de Pharmacie du Centre, p. 14).

—

Il est certain que ce qui fait le plus de tort aux pharmaciens des campagnes, c'est l'exercice de la pharmacie par les religieuses, qui vendent généralement à bas prix de mauvaises drogues et qui, agissant dans l'ombre, n'encourent aucune responsabilité et se moquent de la loi.

Les religieuses ont-elles le droit de tenir une officine ouverte et de débiter des remèdes magistraux ou officinaux contre espèces bien sonnantes ?

Je n'hésite pas à répondre négativement, et je vais prouver en quelques lignes que les bonnes sœurs, partout où elles exercent la pharmacie, nous font une concurrence illégale et qu'il suffit, pour les faire rentrer dans la légalité, de les poursuivre devant les tribunaux compétents.

La déclaration du roi du 25 avril 1777 « permettait aux communautés séculières » ou régulières et aux hopitaux d'avoir des » pharmacies pour leur usage particulier » et intérieur, mais leur défendait de *ven-* » *dre* et *débiter* aucune drogue simple ni » composée, à peine de 500 livres d'a- » mende. »

La Révolution en supprimant les communautés supprima du même coup cette déclaration. Mais avec le temps les sœurs reprirent leurs anciennes fonctions, et demandèrent à jouir des privilèges que leur accordait la déclaration de 1777. L'école de médecine de Paris fut consultée sur ce point par le ministre de l'intérieur, et le 9 pluviose An X, elle décidait que, dans les hôpitaux où il n'y avait pas de pharmacien, les sœurs de charité pouvaient administrer les médicaments *magistraux* et les *simples*, mais non les officinaux. Dans aucun cas elles ne pouvaient vendre des médicaments au public à moins qu'elles y soient autorisées par l'administration. Le 28 ventose An X, le ministre approuvait cette délibération.

La loi qui régit encore actuellement notre profession, fut promulguée le 21 germinal an XI (3 août 1803). L'article 25 de cette loi déclare que *nul ne peut ouvrir une phar-macie, préparer, vendre ou débiter aucun médicament s'il n'a été reçu d'après les formes voulues*, et l'article 36 *prohibe tout débit au poids médicinal*. Malgré la clarté de ce texte, des circulaires administratives du 1er octobre 1806 et du 16 avril 1828 affirmaient qu'on pouvait autoriser les sœurs de charité à tenir les pharmacies des hôpitaux, dans le sens que l'indiquait la déclaration de 1777, à préparer et à vendre des remèdes magistraux, sans pouvoir distribuer ou vendre des remèdes composés.

Une circulaire du 31 janvier 1840, modifia heureusement ces dispositions. Elle rappelait que les sœurs des hôpitaux ne peuvent, en aucun cas, vendre des médicaments simples ou composés ; qu'elles ne doivent que préparer des remèdes magistraux ou simples qui doivent être ou donnés gratuitement aux indigents, ou conservés pour les seuls habitants des établissements charitables.

En 1829, le tribunal de La Réole reconnaissait aux sœurs le droit de vendre des médicaments au dehors, avec l'autorisation et pour le compte de l'hospice. Le 28 janvier 1830 la cour de Bordeaux infirmait ce jugement.

Le 16 mai 1862, le tribunal de Ville-franche condamnait par défaut les sœurs de St-Fargeaux (Rhône) à 300 francs de dommages-intérêts pour exercice illégal de la pharmacie et la même année, le tribunal de Cusset rendait trois jugements semblables.

« Il faut donc tenir pour constant, disent
» Briant et Chaudé, que les sœurs de charité
» placées dans un établissement où il n'y a
» pas d'officine dirigée par un pharmacien
» *ne peuvent vendre* de médicaments au
» dehors. Une lettre du ministre de l'ins-
» truction publique et des cultes, en date
» du 27 novembre 1862, à l'évêque de St-
» Brieuc, le déclare formellement, et toutes
» les fois qu'on s'est adressé aux évêques
» pour faire cesser de la part des religieuses
» l'exercice illégal de la pharmacie, les
» évêques se sont empressés d'engager les
» congrégations religieuses, de leur dio-
» cèse, à observer exactement les disposi-
» tions de la loi. »

Il n'y a donc aucun doute à avoir. Si les sœurs de charité des hôpitaux n'ont pas le droit de faire de la pharmacie en dehors de l'établissement qu'elles dirigent, à plus forte raison la loi est violée par les religieuses d'ordres divers qui, établies dans les communes rurales, généralement comme institutrices, débitent, contre argent comptant, des drogues au public. Elles exercent illégalement la pharmacie et il importe,

non seulement dans l'intérêt de notre profession, mais aussi dans celui des malades,
qu'elles *droguent* à tort et à travers, de
faire cesser le plus rapidement possible ces
abus. Il faut que tous nos confrères sachent
bien que les lois actuelles arment suffisamment le Syndicat des Pharmaciens du
Centre pour qu'ils puissent obtenir la ré-
pression de ces abus. L'important est d'a-
voir des faits précis, des preuves matérielles
d'exercice illégal de notre art. C'est à avoir
ces preuves que doivent tendre tous les
efforts des pharmaciens qui ont à côté d'eux
des concurrents *en cornette* et lorsqu'ils
les possèderont, ils seront en droit d'exiger
du Syndicat des poursuites judiciaires,
dont le résultat définitif ne peut être incer-
tain, avec la jurisprudence telle qu'elle est
établie aujourd'hui sur ce point.

DOSAGE DE L'ACÉTONE

Dans les urines.

—

1888

(Annales de Médecine thermale. Année 1888, p. 96.)

—

Voici le procédé que nous employons,
M. le docteur Cornillon et moi, pour doser
l'acétone dans l'urine des malades en traitement à l'hôpital thermal de Vichy : après
avoir séparé l'acétone de l'alcool et de l'aldéhyde, s'ils existent, d'après le procédé
que j'ai publié dans le numéro du 5 mai
1887 des *Annales de Médecine thermale*,
on prend 50 centimètres cubes de cette
urine déféquée par le sous-acétate de plomb
(100 d'urine pour 10 de sous-acétate) qu'on
place dans un tube spécial. On y ajoute 100
centimètres cubes d'une lessive de soude
caustique pure renfermant deux équivalents
de soude par litre d'eau distillée. Cette solution doit marquer 1080 au densimètre.
Puis on y introduit deux centimètres cubes

et demi d'une solution faite avec 254 grammes d'iode dissous dans 385 grammes d'io-
dure de potassium en solution dans un litre
d'eau distillée. On bouche avec le doigt et
on renverse plusieurs fois. Il se forme de
l'iodoforme. On filtre. On reçoit le précipité
sur un double filtre comme pour le dosage
de l'albumine. On sèche avec précaution
et, par la différence de pesée entre les deux
filtres, on sait le poids d'iodoforme formé.
De ce poids on peut déduire, par le calcul
des formules, la quantité d'acétone contenue
dans l'urine employée.

LE DIABÈTE A VICHY

—

1888

(Annales de Médecine thermale. Année 1888, p. 166.)

—

En 1886, j'ai donné, dans le numéro d'Août de ce journal, trente observations de diabète amélioré, d'une façon très sensible, par le traitement de Vichy. A ces trente observations, je viens aujourd'hui en ajouter vingt-et-une, que j'ai relevées dans ma pratique professionnelle des années 1887 et 1888. Elles prouveront certainement, comme leurs aînées, que Vichy a une action des plus certaines dans le diabète, action qui varie sans aucun doute suivant le régime alimentaire, l'âge du malade et de la maladie, la constitution physique et morale du diabétique. Voici ces observations dans toute leur simplicité mathématique :

I. — M. G. J., 47 ans, poids 63 kil.

Le 18 mai 1887, urination de 24 heures :

5,250 gr. contenant 303 gr. 03 de glycose, point d'albumine et une quantité très appréciable d'acide sulfocyanique.

Le 3 juin 1887, urination de 24 heures : 5,590 gr. contenant 237 gr. 39 de glycose, point d'albumine, même quantité d'acide sulfocyanique qu'au 18 mai.

Perdu en 15 jours 65 gr. 64 de sucre, soit 4 gr. 37 par jour.

La polyurie a augmenté de 350 gr.

II. — M. G... B.

Le 7 juin 1887, urination de 24 heures : 1,100 gr. contenant 25 gr. 64 de glycose.

Le 18 juillet, urination de 24 heures : 1,200 gr. contenant 10 gr. 20 de glycose.

Perdu en 21 jours 15 gr. 44 de sucre, soit 0 gr. 30 par jour.

La quantité d'urine excrétée a augmenté de 100 gr. dans le même temps.

III. — M. G...

Le 19 juin 1887, urination de 24 heures : 1,300 gr. contenant 31 gr. 77 de glycose.

Le 4 juillet 1887, urination de 24 heures : 1,500 gr. contenant 7 gr. 80 de glycose.

Perdu en 16 jours 23 gr. 97 de sucre, soit 1 gr. 49 par jour.

La quantité d'urine a augmenté de 200 gr. dans le même temps.

IV. — M. Kl...

Le 30 juin, urination de 24 heures : 2,000 gr. contenant 93 gr. 24 de glycose.

Le 20 juillet, urination de 24 heures : 2,200 gr. contenant 39 gr. 07 de glycose.

Perdu en 21 jours 54 gr. 17 de sucre, soit 2 gr. 57 par jour.

La polyurie a augmenté de 200 gr. dans le même espace de temps.

V. — M. Th. S.., 23 ans, poids 46 kil.

Le 3 juillet, urination de 24 heures : 10,500 gr. contenant 652 gr. 68 de glycose, aucune trace d'albumine, et beaucoup d'acide sulfocyanique.

Le 20 juillet, urination de 24 heures : 8,500 gr. contenant 600 gr. 01 de glycose, point d'albumine, et autant d'acide sulfocyanique.

Perdu en 17 jours, 52 gr. 67 de sucre, soit 3 gr. 09 par jour.

La polyurie a diminué dans le même espace de temps de 2 litres.

VI. — M. Boi...

Le 8 juillet, urination de 24 heures : 1,500 gr. contenant 12 gr. 31 de glycose.

Le 17 juillet, urination de 24 heures : 1,200 gr. contenant 5 gr. 32 de glycose.

Perdu en 10 jours 6 gr. 99 de sucre, soit 0 gr. 69 par jour.

La quantité d'urine a diminué de 300 gr. pendant la même durée de temps.

VII. — M. Jac...

Le 16 juillet, urination de 24 heures : 1,600 gr. contenant 72 gr. 76 de glycose.

Le 25 juillet, urination de 24 heures : 1,500 gr. contenant 40 gr. 95 de glycose.

Perdu en 10 jours 22 gr. 81 de sucre, soit 2 gr. 28 par jour.

La quantité d'urine a diminué de 100 gr. pendant le même temps.

VIII. — M. D...

Le 17 juillet, urination de 24 heures : 1,200 gr. contenant 13 gr. 32 de glycose.

Le 26 juillet, urination de 24 heures : 1,600 gr. contenant 8 gr. 32 de glycose.

Perdu en 9 jours 5 gr. de sucre, soit 0 gr. 55 par jour.

La quantité d'urine a augmenté de 300 gr. pendant la même durée de temps.

IX. — M. Bail...

Le 22 juillet, urination de 24 heures : 1,500 gr. contenant 63 gr. 27 de glycose.

Le 9 août, urination de 24 heures : 1,250 gr. contenant 30 gr. 52 de glycose.

Perdu en 19 jours 32 gr. 75 de sucre, soit 1 gr. 72 par jour.

La quantité d'urine a diminué de 250 gr. pendant le même espace de temps.

X. — M. Dor...

Le 12 août, urination de 24 heures : 2,000 gr. contenant 22 gr. 20 de glycose.

Le 24 août, urination de 24 heures : 1,500 gr. ne contenant aucune trace de glycose.

Perdu en 15 jours 22 gr. 20 de sucre, soit 1 gr. 85 par jour.

La polyurie a diminué de 500 gr. pendant la même durée de temps.

XI. — M. Quin...

Le 22 août, urination de 24 heures : 2,250 gr. contenant 22 gr. 97 de glycose.

Le 5 septembre, urination de 24 heures : 1,800 gr. ne contenant aucune trace de sucre.

Perdu en 15 jours 22 gr. 97 de glycose, soit 1 gr. 53 par jour.

La polyurie a diminué pendant le même espace de temps de 450 gr.

XII. — M. Van B. W...

Le 12 septembre, urination de 24 heures : 3,000 gr. contenant 83 gr. 12 de glycose.

Le 23 septembre, urination de 24 heures : 3,000 gr. contenant 56 gr. 61 de glycose.

Perdu en 12 jours 26 gr. 51 de sucre, soit 2 gr. 21 par jour.

La polyurie n'a pas diminué.

XIII. — M. G. Fl...

Le 21 septembre, urination de 24 heures : 3,725 gr. contenant 206.75 de glycose. Aucune trace d'albumine et des traces d'acide sulfocyanique.

Le 25 septembre, urination de 24 heures : 3,425 gr. contenant 136 gr. 85 de glycose, autant d'acide sulfocyanique, point d'albumine.

Le 4 octobre, urination de 24 heures : 3,100 gr. contenant 137 gr. 64 de glycose sans albumine avec de l'acide sulfocyanique.

Perdu en 14 jours 69 gr. 11 de sucre, soit 4 gr. 93 par jour.

La polyurie a diminué de 625 gr. pendant le même temps.

XIV. — M. R...

Le 28 mai 1888, urination de 24 heures : 4,000 gr. contenant 155 gr. 40 de glycose et 1 gr. d'albumine, sans acide sulfocyanique.

Le 15 juin, urination de 24 heures : 3,500 gr. contenant 111 gr. 76 de glycose et 0 gr. 52 d'albumine.

Perdu en 19 jours 43 gr. 64 de sucre, soit 2 gr. 29 par jour, et 0 gr. 48 d'albumine, soit 0 gr. 025 par jour.

Dans le même temps, la polyurie a baissé de 500 gr. par jour.

XV. — M. Da...

Le 29 mai, urination de 24 heures : 2,600 gr. contenant 28 gr. 80 de glycose.

Le 7 juin, urination de 24 heures : 1,900 gr. contenant 14 gr. 04 de glycose.

Le 19 juin, urination de 24 heures : 2,100 gr. contenant 9 gr. 32 de glycose.

Perdu en 22 jours 18 gr. 48 de sucre, soit 0 gr. 84 par jour.

La polyurie, qui avait dans les dix premiers jours baissé de 700 gr., a remonté, à la fin de la cure, de 200 gr.; finalement, elle n'a diminué que de 500 gr.

XVI. — M. J...

Le 19 juin, urination de 24 heures : 1,600 gr. contenant 93 gr. 76 de glycose.

Le 30 juin, urination de 24 heures : 1,800 gr. contenant 77 gr. 92 de glycose.

Le 6 juillet, urination de 24 heures : 1,400 gr. contenant 56 gr. 50 de glycose.

Perdu en 18 jours 38 gr. 26 de sucre, soit 2 gr. 12 par jour.

Dans les premiers jours, la quantité d'urine a augmenté, quoique le sucre diminuât; puis elle a baissé et elle s'est trouvée, à la fin du traitement, d'être de 200 gr. inférieure à celle du début.

XVII. — M. Mas...

Le 20 juin, urination de 24 heures : 3,100 gr. contenant 144 gr. 52 de glycose.

Le 5 juillet, urination de 24 heures :
3,200 gr. contenant 46 gr. 17 de glycose.

Le 9 juillet, urination de 24 heures :
2,700 gr. contenant 26 gr. 97 de glycose.

Le 15 juillet, urination de 24 heures :
2,500 gr. ne contenant plus de sucre.

Perdu en 26 jours 144 gr. 52 de sucre,
soit 5 gr. 55 par jour.

La polyurie a diminué de 600 gr. par
jour dans le même temps.

XVIII. — M. Ch...

Le 23 juin, urination de 24 heures :
2,200 gr. contenant 31 gr. 25 de glycose.

Le 9 juillet, urination de 24 heures :
2,500 gr. contenant 28 gr. 86 de glycose.

Perdu en 16 jours 2 gr. 39 de sucre,
soit 0 gr. 14 par jour.

La polyurie a augmenté de 300 gr.
dans le même temps.

XIX. — M. B...

Le 24 juin, urination de 24 heures :
1,600 gr. contenant 53 gr. 87 de glycose.

Le 10 juillet, urination de 24 heures :
1,600 gr. contenant 14 gr. 20 de glycose.

Perdu en 17 jours 39 gr. 58 de sucre,
soit 2 gr. 32 par jour.

La quantité d'urine n'a pas varié.

XX. — M. Ge...

Le 30 juin, urination de 24 heures :

2,500 gr. contenant 99 gr. 25 de glycose.

Le 9 juillet, urination de 24 heures : 2,000 gr. contenant 48 gr. 84 de glycose.

Perdu en 10 jours 50 gr. 41 de sucre, soit 5 gr. 04 par jour.

La polyurie a diminué de 500 gr. dans le même temps.

XXI. — M. G...

Le 19 juillet, urination de 24 heures : 2,000 gr. contenant 33 gr. 32 de glycose.

Le 26 juillet, urination de 24 heures : 1,500 gr. contenant 16 gr. 65 de glycose.

Le 2 août, urination de 24 heures : 1,500 gr. contenant 9 gr. 99 de glycose.

Perdu en 20 jours 23 gr. 33, soit 1 gr. 16 par jour.

La quantité d'urine a diminué de 500 gr. dans le même temps.

On le voit, la cure thermale, dans tous les cas cités, a diminué le sucre, là très légèrement, ici au contraire très fortement.

Que les malades améliorés par l'eau de Vichy, que ceux même chez lesquels le sucre a entièrement disparu, ne se croient pas entièrement guéris. Quelques mois après leur départ, s'ils n'y prennent garde, ils retomberont dans le même état qu'à leur arrivée ici ; il faut qu'ils se rappellent qu'ils ne peuvent lutter avantageusement contre cette maladie qu'en suivant un régime sévère, et en consommant, *chez eux*, des eaux minérales froides du bassin de Vichy.

ALIMENTATION D'EAU ET ÉCLAIRAGE

Du nouvel Hôpital de Vichy

—

1888

(Annales de Médecine thermale. Année 1888, page 10)

—

Le nouvel Hôpital de Vichy, dont nous avons donné la description et critiqué certaines parties dans notre numéro de novembre, est aujourd'hui alimenté en eau par un puits creusé dans la partie la plus élevée. Une pompe système à chapelets, se manœuvrant par deux hommes, déverse l'eau dans deux réservoirs exposés à tous les vents et au froid et d'une contenance chacun de trois mètres cubes.

Le puits qui a une profondeur de 13 à 14 mètres avait, avant qu'il serve à une alimentation régulière et journalière, une hauteur d'eau de *dix* mètres environ. Le 25 décembre, cette hauteur était réduite à 2^{m}75. Il a suffi de quinze jours à peine pour arriver à ce résultat, ce qui permet de prévoir que, même en hiver, dans un espace de temps très rapproché, le nouvel hôpital de Vichy va manquer d'eau complètement.

Nous nous sommes, à une autre époque, élevés contre l'emploi des eaux calcaires dont on se sert aujourd'hui à l'hôpital de Vichy. Pour l'instant, nous ne nous arrêterons pas à discuter la potabilité de l'eau. Nous avons le devoir d'envisager la nouvelle situation hygiénique qui va être créée si l'unique puits de l'hôpital vient à se tarir; nous devons dire notre opinion sur la façon de remédier à cet inconvénient qu'on aurait dû éviter à tout prix.

Les partisans du système actuel d'alimentation d'eau de l'hôpital de Vichy, ceux qui ont engagé l'administration, qui voulait faire des économies, à les réaliser sur tout ce qui intéresse l'hygiène, mais qui se sont bien gardés de protester, et pour cause, lorsqu'on a parlé de construire une chapelle qui va coûter plus de 300,000 francs, se plaignent aujourd'hui, devant l'épuisement de leur unique source, qu'on emploie trop d'eau, alors qu'ils ne peuvent même pas en donner dix mètres cubes par jour pour une population de deux cents personnes en moyenne. Ils viennent, nous affirme-t-on, de faire supprimer l'eau dans le service des orphelins. Nous n'avons

pas besoin de dire que les cabinets d'aisance ne sont presque jamais lavés, qu'ils
ne reçoivent directement aucune eau et
que, par conséquent, ils sont infects et
puants. Dans tout l'hôpital, les services
du rez-de-chaussée seuls sont alimentés
en eau, tous les services du premier étage
ne peuvent en avoir que si on la monte à
bras avec des seaux ou avec des brocs.
Une telle situation mérite bien une men-
tion. Nous dénonçons cet état de choses au
public médical, en même temps qu'aux
conseils d'hygiène et à l'administration
supérieure qui, dans l'intérêt de la santé
publique, a le devoir de le faire cesser à
bref délai.

Nous le répétons, dans quelques semaines peut-être, en plein hiver, il n'y
aura plus d'eau dans l'unique puits qui
alimente actuellement l'hôpital de Vichy.
Que sera-ce en été, alors qu'il faudra au
moins le double d'eau que maintenant ?
Devant cette situation, que la Commission
administrative semble vouloir ignorer,
que va-t-elle faire ? Quelle décision va-t-
elle prendre ? Croira-t-elle toujours les
mêmes conseillers qui ont intérêt à lui
montrer l'hôpital de Vichy comme le *nec
plus ultra* de ce qui existe aujourd'hui ?
Finira-t-elle par être convaincue que nos
critiques sont justes et méritent une at-

tention particulière? Nous l'espérons, car nous avons confiance dans le bon sens d'administrateurs qui ont déjà fait leurs preuves.

Que faut-il donc faire? Oh! il n'y a pas à hésiter et notre opinion n'a pas varié à ce sujet. Il faut faire ce qui a été prévu au devis de la construction du nouvel hôpital : établir un réservoir d'eau assez vaste et assez élevé et y monter l'eau par une machine élévatoire de telle façon qu'on puisse distribuer à tous les services, dans toutes les parties de l'hôpital, au moins quarante ou cinquante mètres cubes d'eau par 24 heures.

Ceux qui ne veulent pas admettre cette manière de voir et qui pourtant ne peuvent pas la critiquer, s'appuient pour la combattre sur la dépense à faire, alors qu'ils ne se sont pas opposés à la construction d'une chapelle qui coûtera, nous ne saurions trop le répéter, plus de 300,000 francs.

Examinons donc la question financière, quoique cela sorte un peu du cadre de notre journal.

Ne pouvant avoir de l'eau dans la buanderie, l'administration de l'hôpital s'est vue dans la nécessité de faire édifier un lavoir près de l'habitation de l'aumônier. Ce lavoir a coûté 4,000 francs environ. Chaque jour, pour remplir les réservoirs d'eau, deux hommes pompent pendant 3 heures, ce qui fait 6 heures par jour à 0 fr. 30 l'heure, soit un total de 1 fr. 80 par jour ou de 657 fr. par an. Cela représente, à 5 pour cent, un capital de 13,140 fr. La pompe et les accessoires ont coûté environ 500 fr. C'est donc, en capital, la somme de 17,640 fr. que coûte actuellement l'alimentation d'eau de l'hôpital pour ne pouvoir donner que 10 mètres cubes d'eau seulement par jour.

Avec un capital moindre on aurait pu, non seulement alimenter tout l'hôpital de 50 mètres cubes d'eau de l'Allier, mais on aurait pu aussi, à l'exemple de la ville du Havre, éclairer l'hôpital à la lumière électrique, ce qui aurait encore fait une économie considérable sur l'éclairage au gaz, alors surtout qu'on paie celui-ci le prix exorbitant de 30 centimes le mètre cube.

Il paraît que, questionné un jour sur les avantages qu'il y aurait à éclairer l'hôpital de Vichy à la lumière électrique, M. l'architecte de cet établissement aurait répondu que ce mode d'éclairage était encore dans l'enfance et qu'il n'y avait pas lieu de s'y arrêter. Cette opinion nous étonne de la part d'un homme de la valeur de M. Coquet, alors surtout qu'à l'époque où il émettait cette opinion l'hôpital du Havre était éclairé ainsi, et qu'il pouvait lui-même aller en constater les nombreux avantages.

L'éclairage électrique s'impose dans tous les établissements publics, là surtout où il y a des agglomérations d'individus, afin d'éviter les inconvénients de l'éclairage au gaz, notamment l'élévation de température dans les salles, les produits délétères de la combustion du gaz, tels que l'acide carbonique et surtout l'oxide de carbone, la vapeur d'eau, l'inégalité et l'instabilité de la lumière, les dangers d'explosion ou d'asphyxie lorsqu'il se produit des fuites dans un local clos. Au Havre, où on a cherché à éviter les petits *desiderata* qui peuvent provenir de la lumière électrique, la lumière est fixe, sans intensité trop vive, et au verre blanc on peut substituer, dans certains cas, le verre dépoli ou coloré.

Nous extrayons d'une notice, publiée en 1885, sur le *Nouvel Hôpital du Havre*, la description suivante de l'installation de la lumière électrique dans cet établissement modèle ; cela pourra servir d'exemple pour Vichy :

« L'administration a utilisé, y est-il dit,
» pour la lumière électrique, les deux
» générateurs de vapeur et la machine de
» 15 chevaux, établis dans le sous-sol de
» la buanderie pour les besoins de ce
» service. Les dits appareils fonctionnent
» donc de jour pour le service du blan-

» chissage, et de nuit pour celui de l'éclai-
» rage.

» Les générateurs électriques se com-
» posent de trois machines dynamo-élec-
» triques du système Gramme, à double
» enroulement, actionnées par le moteur
» dont nous venons de parler.

» Ils alimentent 47 lampes de 2 carcels,
» réparties dans les salles, et 20 lanternes
» représentant 59 lampes, placées dans les
» jardins; soit en tout 106 lampes de 2
» carcels ou de 20 bougies.

» Chaque appareil est pourvu d'un com-
» mutateur, permettant l'extinction séparée
» de chacune des lampes. Il y a également
» un commutateur général pour l'allumage
» de toutes les lampes ou pour leur extinc-
» tion simultanée; des bouchons de sûreté
» ont, en outre, été placés à différents
» endroits du parcours, en vue de parer
» aux accidents, s'il s'en produisait dans
» le circuit.

» Les appareils sont reliés aux dynamos
» par des fils et câbles recouverts de gutta-
» percha, établis partie souterrainement,
» partie en élévation, au moyen de potelets
» scellés dans les murs d'enceinte.

» Les fils sont divisés en quatre circuits
» convergeant au local des machines, d'où
» l'on peut surveiller l'intensité de la
» lumière des lampes branchées sur

» chacun de ces circuits, et régler aussi la
» force motrice proportionnellement au
» nombre de lampes allumées. »

On le voit, sans aucune dépense de
plus, la machine qui alimenterait le jour
le réservoir d'eau, pourrait la nuit mettre
en mouvement les dynamos et produire la
lumière.

Mais il y a un obstacle à lever. L'administration hospitalière ne tenant aucun
compte de la faute qu'avait commise autrefois la Ville, en se liant pour un temps
bien long avec la Compagnie du gaz, faute
qu'elle regrette vivement aujourd'hui, s'est
liée également avec cette même Compagnie.
Heureusement, elle ne s'est pas engagée à
prendre une quantité de gaz déterminée.
Elle peut donc n'en consommer que juste
ce qu'il faut pour allumer ses réchauds à
tisane et se servir, pour son éclairage, de
la lumière électrique, qui, une fois installée,
ne lui coûtera rien ou à peu près.

On a déjà, depuis l'installation des
services dans le nouvel hôpital, modifié
bien des imperfections, refait bien des
malfaçons. Il ne faut pas que l'administration s'arrête en si bonne voie ; il faut
qu'elle complète son œuvre en alimentant
son établissement d'une quantité d'eau de
l'Allier suffisante, par l'installation d'un

réservoir et d'une machine élévatoire ;
machine qui lui fournira, la nuit, la force
motrice suffisante pour un éclairage bien
plus complet, bien plus hygiénique, bien
moins coûteux que celui qui fonctionne
actuellement.

FAUSSE LÉGENDE

—

1890

(Avenir de Vichy. Numéro 3 du 19 janvier 1890.)

—

Il faudrait pourtant en finir une bonne fois, avec cette légende, aussi fausse que ridicule, qui attribue à la *Compagnie Fermière* le succès toujours grandissant de notre station thermale.

. . . .

Ainsi, s'il vient maintenant à Vichy cinquante mille étrangers par saison, c'est à l'intelligence passée ou présente des C..., D..., S..., R..., que nous le devons !.... Ainsi, avant ces hommes, nous n'existions pas. Vichy ne date que de Lebobe et Cie........

Dans les siècles précédents, des médecins, les Banc, les Mareschal, les Jolly, les Fouët, les Chomel, les Tardy, les Giraud, les Desbrest, avaient bien écrit longuement sur les eaux de Vichy. Par les guérisons qu'ils obtenaient ici, par leurs livres, par leurs enseignements, ils avaient bien couvert d'un certain lustre notre cité thermale. Ils avaient su y amener de hauts personnages : Fléchier, Mme de Sévigné, d'Aquin, la duchesse de Grammont, la comtesse de Noailles, Victoire et Adélaïde de France, pour ne citer que les plus connus.

Ils disaient partout en France : Vous qui souffrez de ces mille maux contre lesquels la thérapeutique ordinaire est insuffisante, venez vous guérir ici, aux sources mêmes ; ne buvez jamais, en dehors de Vichy, de ces eaux chaudes qui perdent, par le transport, une grande partie de leurs propriétés.

Et l'on venait, et l'on buvait, et l'on repartait guéri.

A cet antique passé, la *Compagnie Fermière* oppose la grosse figure de M. R... C'est avec cette *intelligence rentrée* qu'elle veut faire jaunir et pâlir, à la fois, les parchemins d'antan !...

Dans ce siècle, d'autres médecins comme Lucas, Prunelle, Noyer, Petit, ont, pendant près de cinquante ans, lutté vigoureusement dans leurs livres, dans les Académies, pour faire connaître au public médical du monde entier les bons effets du souverain remède que nous possédons.

Lorsqu'en 1853 la *Compagnie Fermière* continua, à la suite de l'Etat, l'exploitation des eaux de Vichy, Prunelle venait de mourir et Petit était Inspecteur : Petit qui, depuis 1833, avait produit, chaque année, une œuvre magistrale sur Vichy, Petit dont les luttes épiques, avec Leroy d'Étiolles et d'autres chirurgiens, étaient gravées dans la mémoire de tous ceux qui s'occupaient quelque peu de ces questions. Petit qui, par son insistance, par le bruit qu'il faisait autour de la dissolution des calculs par nos eaux, avait forcé l'Académie de Médecine à s'en occuper activement, Petit dont les expériences chimiques étaient vérifiées par d'Arcet, Vauquelin, Longchamps, Chevalier, Ossian Henry, Lefort et Bouquet, Petit enfin qui, à cette époque, avait fait un tel effort que les goutteux, les rhumatisants et les calculeux venaient ici se soulager et, le plus souvent, se débarrasser complètement !

Lucas, Noyer, Prunelle, Petit.... Allons donc ! qu'est-ce cela à côté de cette intelligence réjouie que possède notre S..., l'unique, le seul, le vrai, celui du Passage en un mot, le S... bien connu, le marguillier de l'église Saint-Blaise qui a *tant fait* pour Vichy et dont l'œuvre immense s'étale aux yeux de tous dans notre bonne petite ville ! ! !

Depuis 1853, le monde médical a fait ici un travail gigantesque. Il suffit de citer les noms des Durand-Fardel, des Barthez, des Alquié, des Willemin, des Sénac, des Pupier, des Durand de Lunel, des Barudel, des Daumas, des de Lalaubie, des Cornillon, des Cyr, des Jardet, des Nicolas, des Audhoui, des Poncet, pour rappeler une série de travaux scientifiques qui ont établi, d'une façon irréfutable, l'action des eaux de Vichy et ont forcé les malades de tous pays à venir ici chercher la santé qu'ils ne pouvaient trouver ailleurs. Un fait à remarquer, c'est que le nombre des étrangers qui vient chaque année à Vichy, croît proportionnellement au nombre des médecins qui s'établit ici ; cette relation, à elle seule, suffit, ce nous semble, à prouver l'action prépondérante du monde médical sur la prospérité de notre ville d'eau ; personne, hors la Compagnie, n'a jamais songé à nier ce fait.

Tous ces médecins ont écrit et écrivent encore sur Vichy ; tous passent leurs hivers à prôner nos eaux ; tous emploient leurs relations, leur temps, leur argent à faire de Vichy ce qu'il est aujourd'hui. Et cette œuvre immense, gigantesque, colossale, cette œuvre qui est continuée, avec autant de talent et le même courage, par les nouveaux venus, cette œuvre, M. D... voudrait l'accaparer à son profit ; il ose dire qu'elle est sienne. Il affirme que tous ces médecins, *qui font Vichy*, ne viennent ici que pour jouir des nombreuses faveurs qu'il leur octroie et qui se résument par une entrée au Casino qui ne comporte le droit ni aux fauteuils du théâtre ni aux chaises du parc, et par des cachets de bains de propreté, lorsque le service le permet.

Médecins de tous les âges et de tous les temps, savants chimistes qui avez étudié, qui avez consacré, par vos travaux, la valeur des eaux de Vichy, disparaissez sous l'éteignoir que portent, comme un dais d'église, les C..., D..., S..., R..., etc. Allez ! vous n'êtes plus, vous ne devez plus être.

Dors tranquille, vieux Fouët, sous la froide pierre de l'antique chapelle Saint-Blaise près de laquelle tu es né, près de laquelle tu as toujours vécu, près de laquelle enfin tu es mort. Pour les oiseaux de proie qui exploitent comme une vulgaire industrie ce « divin remède » auquel tu avais consacré toute ton intelligence, toutes tes études, toute ta vie de penseur, tu es un inconnu. Tu procédais d'une autre idée que celle qui les guide aujourd'hui. tu répandais autour de toi l'aumône, les conseils médicaux et cette immense bonté du cœur dont le souvenir, traversant les âges, est parvenu jusqu'à nous, qui sommes fiers de toi et qui saurons le prouver. Ne crains rien, nous ne permettrons pas que, par un oubli volontaire, on insulte à ta mémoire, et lorsque les hommes du jour de la *Compagnie Fermière,* lorsque les D..., les S..., les R... viendront nous dire que ce sont eux qui ont fait la réputation de nos eaux minérales, nous leur crierons qu'ils en ont menti, nous les écraserons du poids de ta grande ombre, nous leur montrerons ton honnête figure médicale écrivant, ici même, tes livres si bien pensés et dans lesquels tu t'élevais si fort contre le *Vichy chez soi,* et ces pygmées, ces fantoches de notre fin de siècle, rentreront dans leurs tavernes d'où ils n'oseront plus sortir.

L'ÉGOUT COLLECTEUR DE VICHY

—

1890

(Annales de Médecine thermale. Année 1890. p. 165.)

—

J'ai été, autrefois, l'un des fondateurs de la *Société d'Hygiène de Vichy*. Comme toutes les villes neuves, cette station thermale avait, à cette époque, et a encore aujourd'hui, beaucoup à faire pour être parfaitement en règle avec les lois de la meilleure hygiène urbaine. J'avais pensé, alors, qu'il était peut-être urgent, au moment où l'édilité communale allait songer à construire des égouts, un vaste hôpital, des groupes scolaires, un nouveau réservoir d'eau douce, etc., etc., de créer, à Vichy même, une réunion scientifique qui pût, par tous les moyens possibles — la persuasion d'abord, la critique ensuite, la polémique si cela devenait nécessaire — imposer sa manière de voir et forcer les pouvoirs publics à compter avec elle, avec la science.

J'avoue sincèrement qu'en 1883, nous avions déjà, mon ami Richard Batillat et moi, usé, sans grand succès, de la persuasion, dans notre livre sur les *Eaux douces de Vichy*.

A la *Société d'Hygiène*, j'essayai donc, dès sa constitution, *de la critique*. Cela n'allait pas trop mal tout d'abord, je serais certes parvenu à un heureux résultat, sans en arriver à la *polémique*, si je n'avais pas été arrêté tout court dans mon entreprise. Le comité de rédaction du *Bulletin scientifique* de la Société voulut, un jour, me *couper* une communication que j'avais signée, en me laissant entendre qu'il fallait faire de la haute science et non pas descendre aux puérilités de la vie usuelle. Je protestai vigoureusement contre cette façon de faire ; j'indiquai la fausse route dans laquelle on s'engageait; je disais qu'il y avait à Paris des réunions qui pouvaient mieux que celle de Vichy, trancher les *choses transcendantes* de l'hygiène et je suppliai mes collègues *de ne pas forcer leur talent.* Je n'obtins pas gain de cause, j'abandonnai la partie et je donnai ma démission.

J'eus la triste satisfaction de voir que je ne m'étais pas trompé. En oubliant le seul but qu'elle pouvait véritablement se proposer, la Société d'Hygiène de Vichy se donnait la mort ; les discussions sur son existence même, qui eurent lieu dans la suite, la diminution notable du nombre des séances, et bien d'autres faits encore m'ont donné raison et ont prouvé à mes adversaires d'alors, qui étaient et qui sont restés mes amis, que moi seul avait vu juste dans cette question d'attribution particulière d'une Société d'Hygiène de province.

L'an passé, vers la fin de l'année, si j'ai bonne mémoire, les ouvriers du *petit génie* de la ville de Vichy étaient occupés, en pleine rue de Nîmes, c'est-à-dire dans un des plus beaux, des plus populeux et des plus commerçants quartiers de la ville, à *nettoyer les égouts*. Cela peut paraître bizarre ; mais ici, dix ans avant le commencement du XXe siècle, on en est encore à soulever les dalles qui recouvrent des égouts sans pente, construits en 1888 environ, et à sortir, à pleins seaux, la vase qui les encombre, vase qu'on dépose le long du trottoir, jusqu'à ce que des tomberaux non étanches viennent l'enlever pour la porter au loin. Quoi qu'il m'en coûte beaucoup de faire une pareille révélation dans un journal scientifique, je n'hésite pas à écrire ce qu'on vient de lire, car je crois qu'il y va de l'avenir de notre station thermale et qu'il importe, qu'au plus vite, on songe à réparer les fautes commises, à rectifier les erreurs, à tenir quelque peu compte des conseils de ceux qui ont pris la peine d'étudier l'hygiène pratique et de publier leurs études.

Etait-il possible, *dans tout Vichy,* de faire de hauts et spacieux égouts avec des pentes régulières et suffisantes, au lieu de ces *caniveaux* sans écoulement, recouverts de dalles presque à fleur de terre, caniveaux qu'on rencontre malheureusement trop souvent, dans le réseau bien incomplet du Vichy souterrain ? A cette question, qui peut paraître indiscrète à quelques-uns, je réponds sans hésiter : *Oui, cela était possible ;* et je prouve mon affirmation.

En 1883, nous écrivions, M. Batillat et moi, les lignes suivantes :

« Aujourd'hui, Vichy ne possède que
» quelques égouts, bien insignifiants selon
» nous pour assainir comme elle devrait
» l'être une station thermale telle que la
» nôtre. Le plus important de tous, et que
» pour cela on pourrait appeler le grand
» collecteur, part du *Parc des Célestins,*
» suit le boulevard du même nom, la *rue*
» *Sévigné,* le *boulevard de l'Hôtel-de-*
» *Ville,* le *boulevard National,* la *rue*
» *Rambert* et va se jeter dans l'Allier, en
» aval du barrage.

» Il reçoit sur son parcours : 1° l'égout
» qui vient du croisement de la *rue d'Allier*

» et de la *place de la Marine ;* 2° celui
» qui part de la *Croix-de-la-Mission* et
» descend la *rue du Casino ;* 3° le *ruisseau*
» *des Rosières* qui, sur sa route, reçoit
» lui-même l'égout de la *rue de Nîmes*
» (partie comprise entre le *Château d'Eau*
» et la *Croix-de-la-Mission*) et celui de la
» *rue Cunin-Gridaine ;* 4° enfin les eaux
» de la Compagnie fermière par l'égout de
» la *rue Lucas.*

» Un second égout principal, construit
» en 1882, longe le *boulevard des Célestins,*
» depuis la hauteur du jardin de l'Hôpital
» civil, et vient se déverser dans l'Allier,
» à quelques mètres seulement de la pre-
» mière boire de l'ancien *pré Catelan.* Il
» sert de collecteur à l'égout de la *rue de*
» *la Chaume,* construit à la même époque.

» Enfin, notons aussi l'égout du *Chemin*
» *du Roi* qui dessert la partie supérieure
» du *boulevard Victoria* et tout ce nou-
» veau quartier, bâti sur l'emplacement du
» *champ Capelet,* et limité aujourd'hui par
» la *rue d'Alsace.*

» Cette description rapide de ce qui
» existe, à l'heure actuelle, montre suffi-
» samment, sans plus de commentaires,
» tout ce qu'il y a à faire encore pour doter
» Vichy d'un système complet d'égouts.

» Nous avons souvent entendu demander
» qu'en été, par exemple, on ouvrît chaque

» matin dans tous les quartiers, pendant
» une heure ou deux, quelques bouches
» d'eaux, afin que l'on puisse facilement
» nettoyer les rues et boulevards.

» Aujourd'hui, cela n'est pas possible,
» car dans les régions les plus habitées et,
» par suite, les plus malpropres, il est
» matériellement impossible d'expulser,
» par la voie souterraine, les détritus et
» autres matières infectantes dont on ne
» peut arrêter la production.

» Lorsque l'on examine ce qui a été fait
» jusqu'à ce jour, on en est à se demander
» quelle idée, quel plan a dirigé les hommes
» qui ont ordonné de tels travaux. Pour-
» quoi choisir le *boulevard des Célestins*,
» par exemple, pour y construire un égout,
» alors que des quartiers de l'importance
» de ceux de la gare et des rues adjacentes
» en sont complètement dépourvus, alors
» que le *ruisseau des Rosières* qui n'a pas
» de pente, et par conséquent point d'é-
» coulement, est le seul collecteur qui
» puisse recevoir les eaux du marché.

» Quant au boyau souterrain qui s'étend
» du Château d'Eau à la rue Cunin-
» Gridaine, et qui n'a que 0^{m}80 de haut, il
» est impossible d'y pénétrer ; le nettoyage
» en est fort pénible, partant fort coûteux ;
» cela démontre suffisamment la nécessité
» de le démolir et de le reconstruire.

» Il est, du reste, bien impossible aussi
» de rien faire d'utile en procédant comme
» on l'a fait jusqu'à ce jour. Il faut de toute
» nécessité, pour faire un travail sérieux,
» toujours suivre un plan général d'en-
» semble.

» Ce plan est-il difficile à concevoir ?

» Après avoir étudié le nivellement de
» Vichy, nous croyons que l'on devrait
» exécuter ce travail de la manière suivante :

» Un collecteur principal, large et haut
» proportionnellement à son importance,
» partirait de la *place de la Gare*, suivrait
» la *rue de Paris*, la *rue de Nîmes*, jusqu'à
» la *Croix-de-la-Mission*, la *rue de l'Hô-*
» *pital*, la *rue du Pont* et viendrait dé-
» boucher dans celui qui existe déjà, mais
» qu'on devrait reconstruire, sous le *boule-*
» *vard de l'Hôtel-de-Ville*. Il recevrait sur
» son parcours comme collatéraux :

» 1° *Aux Quatre-Chemins*, un égout
» partant de la *Glacière*, descendant le
» *boulevard Victoria* et la *rue de Ballore* ;
» 2° Un égout suivant la *rue du Marché*
» et desservant le *Marché* ;
» 3° Un égout partant aussi de la *place*
» *de la Gare*, descendant l'*avenue de la*
» *Gare* et venant se jeter dans le collecteur,
» à hauteur de la maison Camp ;
» 4° L'égout de la *rue de Nîmes*, que

» l'on pourrait, comme nous l'avons dit,
» avantageusement modifier;
» 5° Un dernier égout partant de la *place*
» *d'Allier* et suivant la *rue d'Allier.*

» Il importerait aussi de poursuivre la
» construction de l'égout du *boulevard*
» *des Célestins* jusqu'à la *place de la Gare;*
» un collatéral, venant du nouvel Hôtel-
» Dieu et recevant le trop-plein des eaux
» de la Fontfiolant, se jetterait dans ce
» dernier à hauteur de la *rue de la*
» *Chaume;* on supprimerait ainsi le *ruis-*
» *seau des Rosières;* l'égout de la rue
» *Cunin-Gridaine* serait alors continué
» jusqu'à la *rue Lucas,* où il se déverserait
» dans celui qui suit cette rue et qui, sans
» inconvénient, peut bien servir à la Ville,
» puisqu'il reçoit toutes les eaux sales des
» établissements de bains.

» Enfin, un égout partant de la *route de*
» *Cusset* suivrait l'*avenue Victoria,* et
» viendrait se jeter dans celui du *chemin*
» *du Roi.*

» Il serait facile, avec un pareil réseau,
» on le comprend du reste, de faire des-
» servir toutes les rues avoisinantes par
» les égouts les plus rapprochés; des
» bouches, placées aux extrémités des
» *rues Drichon, Dacher, Cornil, Beau-*
» *parlant, Laprugne, Crozat, du Temple,*
» *Sornir, Burnol,* etc., etc., suffiraient,

» assurément, pour assainir complètement
» ces quartiers. »

On a exécuté en partie ce programme,
mais on a négligé les deux choses prin-
cipales : 1° Le plan d'ensemble ; 2° la recons-
truction complète de la partie la plus
importante du collecteur, de celle qui, passant devant *l'Hôtel de Ville*, doit conduire
à l'Allier toutes les insalubrités du vieux et
du nouveau Vichy.

Sans plan d'ensemble on a fait des égouts
qui, dans le plus grand nombre de cas, n'ont
entre eux aucun lien de parenté. Il en est
qui, pour se jeter dans leurs voisins, sont
forcés de faire des chutes de plus de 0^m30
de hauteur ; d'autres ont plutôt envie de
remonter vers leur point de départ que de
se rendre dans leurs collecteurs. Il semble
vraiment, en voyant ce qui existe, qu'on a
voulu faire des égouts pour le plaisir d'en
faire, mais non pour assainir une localité,
dont la salubrité doit être plus que parfaite.
Si, en principe, avant toute dépense, on
avait, après nivellement de la ville, fait
étudier, par des *ingénieurs compétents*, le
réseau des égouts nécessaires à une ville
telle que Vichy, et si dans la suite on avait
toujours suivi ce plan, l'état défectueux qui
s'étale aux yeux de tous, et que tous regret-
tent maintenant, je tiens à l'ajouter, cet
état actuel, dis-je, n'existerait pas.

D'un autre côté, si, dans une grande partie de Vichy, les égouts tels qu'ils doivent être construits ont été remplacés par de simples *caniveaux*, cela tient à ce qu'on s'est entêté, dans les bureaux de la voirie, à ne pas vouloir modifier tout d'abord et avant tout le collecteur du *boulevard National* qui va se jeter dans l'Allier à quelques mètres en aval du barrage. Ce collecteur, qui n'est qu'un *fossé bourbeux* que le service des Ponts et Chaussées récure chaque année et qui, dans ses plus grandes dimensions, n'a pas 1 mètre de large sur 0^m80 de haut, reçoit dans son parcours, non seulement le produit des égouts de tout Vichy, mais le trop-plein de toutes les sources minérales, l'eau de tous les bains qui se donnent l'été ici, les inutilités de l'industrie des produits fabriqués à l'Etablissement thermal. Ce collecteur devrait avoir au moins les dimensions d'un des grands égouts de Paris, il n'est pas aussi spacieux que l'ancien fossé de Vesse qui conduisait autrefois le trop-plein de la Source Intermittente au ruisseau le *Sarmon*.

En se basant sur son embouchure actuelle dans l'Allier, les *officiels* ont déclaré qu'ils ne pouvaient faire mieux, qu'il fallait subir cet embryon de collecteur. Aujourd'hui que Vichy s'étend de tous côtés, cette embouchure, *puante et nauséabonde*, se trouve en plein dans la Ville. Il va donc falloir s'en débarrasser; il va être nécessaire de la repousser plus en aval.

Par des chiffres précis, je vais prouver qu'en la reportant à l'embouchure même du *Sichon*, c'est-à-dire 200 ou 300 mètres plus bas, on pourra construire tout le long des *boulevards de l'Hôtel-de-Ville, National, la rue Rambert, la rue Callou,* un collecteur avec une pente aussi rapide et aussi spacieuse qu'on le voudra. J'ai fait faire, pour me rendre compte de cette question, par M. Percilly, architecte, le nivellement de ces voies. Voici les chiffres qu'il m'a transmis.

En prenant comme point zéro, le niveau de l'eau à l'embouchure du Sichon, on trouve, entre cette embouchure et le niveau du sol, à l'intersection du *boulevard de l'Hôtel-de-Ville* et la *rue du Pont,* une différence de 4ᵐ90. Sur tout le parcours que suivrait ce collecteur, partant du commencement du *boulevard de l'Hôtel-de-Ville,* suivant ce boulevard, le *boulevard National,* la *rue Rambert,* la *rue Callou,* et prenant ensuite le rivage de l'Allier pour aller au *Sichon,* le point le plus bas se trouve à l'angle du *boulevard National* et du *boulevard de l'Hôtel-de-Ville,* près le chalet du docteur Bignon. Ce point est encore à 3 mètres au-dessus du niveau de l'embouchure du *Sichon*. Au reste, pour qu'on puisse se rendre un compte plus exact de ce nivellement, je publie ci-dessous les chiffres sur lesquels je me base :

Au Sichon	0 m	00
Au petit pont, sur le Bief	0	435
A l'angle du Quai	4	535
Au dessus de l'égout actuel	4	655
A l'angle de la rue Rambert	3	835
Au milieu de la rue Rambert	4	335
A l'intersection de la rue Rambert et du boulevard National	3	815
Sur le boulevard National, vis-à-vis chez le docteur Nivière	3	33
Sur le boulevard National, vis-à-vis chez le docteur Willemin	3	00
A l'angle du boulevard National et du boulevard de l'Hôtel-de-Ville	3	00
Devant l'Hôtel de Ville	4	05
A l'intersection du boulevard de l'Hôtel-de-Ville et de la rue du Pont	4	90

La longueur de cet égout collecteur serait de 1,250 mètres environ. Avec une pente totale de 0^{m}50 pour cette longueur, on obtiendrait un écoulement rapide qui serait bien supérieur au minimum demandé par les règles hygiéniques, minimum qui n'est que de 0^{m}20 par kilomètre.

Donc, il est facile de construire, dans toute la longueur dont je viens de donner les différentes hauteurs de niveau, un collecteur dont le dessus de l'extrados serait à 0^m60 du sol de la chaussée, et dont la hauteur totale serait de 1^m70 environ, avec une pente régulière suffisante de 0^m50 centimètres sur 1,250 mètres environ. Cela baissera le radier du collecteur actuel du *boulevard de l'Hôtel-de-Ville* de près d'un mètre cinquante centimètres. Donc, en bonne logique, si l'on avait commencé par là, tous les autres égouts de Vichy qui se trouvent dans des quartiers plus élevés que celui-là, auraient pu avoir 1^m50 de plus de profondeur, auraient pu être, dans toute leur longueur, de véritables égouts, ce qui n'est pas.

La construction de ce collecteur, je le répète, s'impose; elle est nécessaire pour recevoir d'abord tous les produits des égouts de Vichy et pour empêcher ensuite l'inondation, en cas d'orage, de se produire dans tout le quartier *recherché* des nouveaux Parcs.

Je ne veux pas douter que le Conseil municipal de Vichy voudra résoudre au plus vite cette grosse question à laquelle il joindra, dans la suite, celle de l'égout de l'avenue des Célestins qui, par un crime de lèse-hygiène, se déverse en amont d'une ville, dans une rivière qui est arrêtée, pendant toute la belle saison d'été, par un barrage artificiel.

ALIMENTATION D'EAU DOUCE DE VICHY

—

1890

(*Annales de Médecine thermale. Année 1890, p. 153.*)

—

Arago appelait la propreté une vertu. C'est probablement en s'inspirant de ce mot, que M. Foucher de Careil a dit avec *humour :* « Il faut qu'une ville ait trop d'eau pour qu'on en ait « assez. » — Cette pensée, fort juste, est bien difficilement réalisable. Peu de cités reçoivent assez d'eau pour ne savoir qu'en faire, et nous ne connaissons bien que la Rome antique à qui aurait pu s'adresser le mot spirituel que nous venons de citer.

Ce qu'il y a de certain, c'est qu'il faut amener, dans une ville quelconque, et particulièrement à Vichy, la plus grande quantité d'eau possible.

Les besoins de notre cité thermale sont multiples, car, outre les questions de propreté et de confort dont Vichy a plus besoin que toute autre ville, il faut compter aussi

avec les nombreux établissements hydro-
thérapiques et surtout balnéaires qui se
multiplient chaque année. — Vichy sort
de la normale ; l'entretien d'une ville
d'eaux élégante exige plus de soin qu'une
cité industrielle ou manufacturière, par
exemple ; somme toute, il nous faudrait ici
trop d'eau pour que nous en ayons assez.

Mais, comme il importe de fixer un
chiffre sur lequel on puisse raisonner, nous
croyons devoir citer les quantités d'eau que
diverses villes du globe fournissent à leurs
habitants, par tête et par jour. — Ainsi :

Angoulême donne..	35 à 40	litres.
Amsterdam........	50	—
Berlin.............	75	—
Besançon..........	246	—
Bordeaux.........	170	—
Bruxelles.........	80	—
Cette	106	—
Carcassonne.......	250	—
Constantinople.....	20	—
Dijon.............	250	—
Edimbourg........	50	—
Saint-Etienne......	170	—
Gênes.............	120	—
Glascow	560	—
Grenoble..........	60 à 65	—
Hambourg	125	—
Lausanne	560	—
Le Havre.........	40 à 45	—
Londres..........	135	—
Lyon.............	140	—
Madrid	15	—
Manchester.......	190	—
Metz.............	470	—

Montpellier........	20 à 25	litres.
Munich...........	50 à 60	—
Nantes...........	150	—
Narbonne	62 à 78	—
Paris	215	—
Rome...........	944	—
Toulouse.........	120	—
Vienne..........	100	—
Boston..........	390	—
Brooklyn.........	63	—
Chicago	431	—
Jersey-City.......	258	—
New-York.........	297	—
Philadelphie.......	139	—
Richmond........	180	—
Washington.......	700	—

On voit par le tableau précédent, que nous avons fait, à dessein, le plus complet possible, quelle différence il existe entre la quantité d'eau qui alimente Montpellier, Madrid ou Constantinople, et celle que reçoit Rome, par exemple. Ici, des travaux légués par l'antiquité, permettent de fournir à chaque habitant 944 litres d'eau par jour ; là, au contraire, il y a presque une sécheresse perpétuelle, et ce n'est que 15, 20 ou 25 litres dont chaque tête peut disposer.

Rankine estime que 10 gallons (45 litres) sont nécessaires par individu, pour ses usages personnels, et que 10 autres gallons sont utiles pour les usages publics et industriels. Le chiffre total, donné par cet hygiéniste, est donc de 20 gallons, soit 90 litres par habitant. Les villes manufacturières recevraient 45 litres de plus.

Thom adopte le chiffre de 58 litres par tête d'habitant ; Gravalt, celui de 40 litres (non compris les eaux d'arrosement), qu'il décompose comme suit :

Emploi personnel....	18 litres.
Water-Closets.......	4 —
Bains	3 —
Usages industriels....	15 —

Le chiffre admis par la Commission générale de Salubrité, de Londres, était primitivement de 62 litres 80 par habitant. Il fut successivement porté à 91 litres, puis à 125.

M. Parkes donne le chiffre de 156 litres, ainsi décomposé :

Service domestique (sans les bains et les cabinets)...	54 litres.
Bains	13 —
Water-Closets........................	27 —
Perte	13 —
Total.......	107 litres.
Service municipal, industrie, animaux, etc.	27 —
Eau supplémentaire pour les villes manuf^res	22 —
Total général....	156 litres.

En Angleterre, l'eau est presque exclusivement consacrée aux usages domestiques ; le service public de l'arrosage des rues et du lavage des ruisseaux n'existe pour ainsi dire pas. Le contraire a lieu en France.

M. de Freycinet, qui s'est occupé beaucoup de l'assainissement des villes, pose les principes suivants, relativement à la quantité d'eau à fournir :

« On admet, qu'avec les habitudes de
» propreté et de confort qui se sont créées
» dans les cités modernes, la consom-
» mation, par tête d'habitant, ne doit pas
» descendre au-dessous de 100 litres d'eau
» par jour ; mais, qu'à ce taux, les vrais
» besoins de l'assainissement peuvent être
» satisfaits. Mais si l'on veut, en outre,
» pourvoir à l'agrément et à l'élégance,
» rafraîchir fréquemment la voie publique,
» arroser les plantations et les jardins,
» entretenir des fontaines jaillissantes, la
» consommation s'élève beaucoup au-
» dessus de ce chiffre et n'a, pour ainsi
» dire, plus de limite... »

Vichy est, sans contredit, la ville élégante par excellence ; elle a jardins publics, parcs, fontaines jaillissantes, etc., etc. Il lui faudra donc, en principe, plus de 100 litres d'eau par jour et par tête.

Darcy calcule la dépense en eau, pour une telle cité, de la façon suivante :

1° Pour les usages domestiques, les arrosements de jardin, les établissements industriels, les incendies, les fontaines monumentales...................... 90 litres.

2° Pour les bornes-fontaines et l'arrosage des voies publiques................ 60 —

Total par habitant... 150 litres.

Enfin M. le professeur Cornil, dans une conférence faite à Moulins en 1889, a posé sur cette grosse question d'hygiène le principe suivant : « La quantité d'eau néces-
» saire dans une ville varie de 130 à 150
» litres par jour et par habitant. Il faut 90
» litres pour les usages domestiques lors-
» qu'il y a des bains et des water-closets.
» On emploie en moyenne 40 litres pour le
» nettoyage des rues et les besoins de l'in-
» dustrie. »

En admettant les chiffres de Darcy et de Cornil pour Vichy, et en prenant 15,000 comme représentant le nombre de ses habitants en hiver, il en résulte qu'il faudrait pouvoir fournir à notre ville, pendant les mois où nos thermes ne sont pas fréquentés, 2,250 mètres cubes d'eau par jour.

Mais nous estimons que dans une question d'alimentation d'eau d'une ville, telle que Vichy, qui est toujours en voie de progression, il importe de songer quelque peu à l'avenir, d'envisager largement l'augmentation possible de la population d'ici un laps de temps plus ou moins long. Nous croyons donc que l'on doit compter sur 20,000 habitants, auxquels il serait indispensable de donner, s'ils étaient dans des conditions normales, un minimum de 150 litres d'eau par jour et par tête, ce qui ferait qu'ils devraient recevoir, pour leur consommation journalière, un minimum de 3,000 mètres cubes d'eau.

Mais Vichy n'est pas une ville comme toutes les autres. Vichy a besoin de préparer, l'hiver, sa beauté de l'été ; Vichy veut, même en temps ordinaire, une plus grande quantité d'eau que la moyenne scientifique établie par Cornil et Darcy. Nous croyons qu'il est nécessaire, indispensable d'attribuer à chaque tête de nos habitants 200 litres d'eau, minimum par jour, ce qui porterait à 4,000 mètres cubes l'eau filtrée nécessaire pour les besoins de la population stable de notre station thermale.

Mais cette population normale est grandement augmentée l'été. Cette année le nombre des étrangers qui auront été nos hôtes pendant les mois de mai, juin, juillet, août et septembre va atteindre près de 55,000. Il y a donc, de ce fait, une augmentation considérable à prévoir pour les mois de saisons dans l'alimentation d'eau de la ville. Il y a eu en 1890, d'après les *Listes officielles,* des quinzaines où, à la population normale, venait s'en adjoindre une de 15,000 buveurs.

Il importe donc, en tablant sur l'augmentation forcée des étrangers qui va s'accusant d'année en année, de prévoir pour les mois d'été une alimentation nécessaire à 40,000 têtes (20,000 indigènes, 20,000 exotiques).

Ces 40,000 personnes exigeant chacune 200 litres d'eau par jour, c'est 8,000 mètres cubes d'eau filtrée qu'il faudra pouvoir lancer dans la circulation pendant les mois d'été.

Nous le rappelons : l'hiver, ce chiffre pourra descendre à 4,000 mètres cubes seulement, mais il ne devra jamais lui être inférieur.

Nous avons tenu, au moment où l'on discute, dans les parages administratifs, la question des *Eaux douces* de Vichy, à donner notre opinion sur cette importante question d'hygiène urbaine.

RECHERCHE ET DOSAGE DE L'ACÉTONE

Dans les urines.

Lettre à **M.** le Professeur Riche, Rédacteur principal du
Journal de Pharmacie et de Chimie.

—

1891

(*Journal de Pharmacie et de Chimie. T. 24, p. 45.*)

—

Monsieur le Rédacteur principal,

Dans le *Journal de Pharmacie et de Chimie* du 15 février 1891, vous avez publié une note *sur l'origine et sur le dosage de l'acétone dans l'urine,* par MM. Salkowski et Ten Taniguti. Voulez-vous me permettre, mon cher maître, de vous rappeler qu'en mai 1886 j'ai donné, dans les *Annales de médecine thermale,* le procédé de recherche de l'acétone indiqué l'an passé seulement par MM. Salkowski et Ten Taniguti, et qui n'est autre, je crois, que celui employé par M. Bardy pour caractériser des traces d'acétone dans les alcools. J'ajouterai aussi que j'ai publié en juin 1888, dans le même journal, *le mode de dosage de l'acétone dans l'urine,* indiqué par les mêmes chimistes étrangers.

Voulez-vous, mon cher maître, en publiant ces quelques lignes consacrer sur ce point de chimie urologique mon droit de priorité auquel il me plait de ne pas laisser toucher et croire à l'assurance de......

A. MALLAT.

L'HOPITAL CIVIL DE VICHY

Lettre à MM. Bretet et Jardet, Administrateurs de cet Hôpital.

—

1891

(Annales de Médecine thermale. Année 1891, page 65)

—

Mes chers Amis,

Vous savez, vous qui lisez chaque mois les *Annales de Médecine thermale*, depuis combien d'années déjà j'ai critiqué, à bien des reprises, certains services de notre grand établissement hospitalier ; vous vous rappelez avec quelle persistance j'ai demandé, sans succès, qu'on apportât dans l'aménagement d'un Hôpital, que j'aurais voulu voir citer comme un modèle du genre, des réformes hygiéniques que l'Administration supérieure devrait imposer aux Commissions inexpérimentées, qui cherchent à édifier souvent des monuments là où il faudrait de modestes chapelles, et qui sacrifient tout à la vue, au risque d'empoisonner l'odorat.

Je n'ai donc pas besoin de vous dire combien j'ai applaudi personnellement à vos nominations d'administrateurs de l'Hôpital civil. J'étais sûr qu'étant là, vous sauriez comme il convient soutenir les revendications de ceux qui, comme moi, ont osé dire que tout n'était pas parfait à l'Hôtel-Dieu. Aujourd'hui, j'ai la certitude que votre savoir personnel en imposera à Messieurs vos collègues, et que maintenant les réformes vont se succéder, là-bas, aussi vite que le gros budget, dans lequel vous pourrez tailler, vous permettra d'améliorer, de modifier, d'assainir, de refaire, en un mot et presque en entier, un établissement manqué en bien des points.

Permettez-moi, dans ce journal où nous collaborons si souvent ensemble, de rompre en faveur du sujet pour lequel j'ai si souvent lutté, une dernière lance ; permettez qu'à grands traits je vous rappelle quelques-uns des *desiderata* que j'ai signalés à diverses époques, afin que vous puissiez les examiner, les étudier, voir s'il y a lieu de s'y arrêter et, s'ils en valent la peine, les faire disparaître au plus vite.

La question la plus importante qu'il convient rapidement de résoudre, c'est celle de l'alimentation d'eau. Une seule visite vous montrera que cette alimentation, qui se fait par une pompe, mise en œuvre

par un manège à cheval, est des plus
primitives, qu'elle ne donne que des résultats absolument imparfaits, et qu'il
arrive que dans certaines saisons on *mar-
chande* aux malades une goutte de liquide,
comme si cela était aussi précieux qu'une
pièce d'or. Et, encore, on a amélioré ! En
1888, on puisait l'eau d'un puits à force
d'hommes ; alors c'était la sécheresse à
l'état épidémique, tandis que maintenant
elle n'existe que par à coup, à l'état endé-
mique.

Le remède à cette situation bien dange-
reuse est d'autant plus facile à trouver
qu'il est unique ; je l'ai indiqué dès 1887,
et mon opinion sur ce point-là n'a pas varié
un seul instant. L'Hôpital de Vichy ne
doit compter pour son alimentation d'eau
que sur lui-même ; il ne doit pas attendre
que la Ville ait transporté son réservoir
dans la côte du Vernet. L'expérience prouve
que cette grosse réforme communale verra
le jour certainement ; mais peut-être seulement dans le siècle futur.

Il faut qu'à Vichy on fasse ce qui a été
prévu au devis de la construction du Nouvel
Hôpital ; il faut établir un réservoir métal-
lique, assez vaste et assez élevé, et y monter
l'eau par une machine élévatoire, de telle
façon qu'on puisse distribuer à tous les
services, dans toutes les parties de l'Hôpital,

au moins cinquante mètres cubes d'eau par 24 heures. Cette eau, d'où proviendra-t-elle? J'ai indiqué jadis un mélange, à parties égales, d'eau de l'Allier fournie par la ville, avec l'eau de la Font-Fiolant; il y a là un point de chimie hydrologique à examiner, et vous, mon cher Bretet, qui avez particulièrement travaillé ce côté de notre hygiène urbaine, êtes bien placé pour lui donner la meilleure solution possible.

Lorsque l'eau sera suffisamment élevée pour avoir une pression convenable, le service hydrothérapique qui occupe un bâtiment spécial pourra fonctionner, et l'immense buanderie qui se trouve tout au haut des bâtiments et qui, aujourd'hui, sert de débarras, pourra être utilisée avec ses annexes et ses commodités.

A cette question de l'eau, j'ai toujours joint celle de l'éclairage, et j'ai, en bien des circonstances, donné comme type d'économie ce qui se pratique à l'hôpital du Havre, que j'ai visité avant de me prononcer comme je l'ai fait sur celui de Vichy. L'administration a utilisé au Havre, pour éclairer son hôpital à la lumière électrique, deux générateurs à vapeur et une machine de quinze chevaux, établis dans le sous-sol de la buanderie pour les besoins de ce service et pour celui de l'alimentation d'eau. Lesdits appareils fonctionnent donc de jour pour le service du blanchissage et pour l'approvisionnement d'eau, et la nuit pour celui de l'éclairage.

Les générateurs électriques se composent de trois machines dynamo-électriques du système Gramme, à double enroulement, actionnées par le moteur dont nous venons de parler. Ils alimentaient en 1885, 47 lampes de deux carcels, réparties dans les salles, et 20 lanternes représentant 59 lampes, placées dans les jardins ; soit en tout 106 lampes de 2 carcels ou de 20 bougies.

Chaque appareil est pourvu d'un commutateur, permettant l'extinction séparée de chacune des lampes. Il y a également un commutateur général pour l'allumage de toutes les lampes ou pour leur extinction simultanée ; des bouchons de sûreté ont, en outre, été placés à différents endroits du parcours, en vue de parer aux accidents, s'il s'en produisait dans le circuit.

Les appareils sont reliés aux dynamos par des fils et des câbles recouverts de gutta-percha, établis partie souterrainement, partie en élévation, au moyen de potelets scellés dans les murs d'enceinte.

Les fils sont divisés en quatre circuits convergeant au local des machines, d'où l'on peut surveiller l'intensité de la lumière des lampes branchées sur chacun de ces circuits, régler aussi la force motrice proportionnellement au nombre des lampes allumées.

Si l'on appliquait ce mode d'éclairage à notre Hôpital, la machine qui alimenterait le jour le réservoir d'eau, pourrait la nuit mettre en mouvement les dynamos et produire la lumière.

On supprimerait de ce fait, en partie, le gaz qui sert à l'éclairage ; en faisant chauffer également les bains par les générateurs de vapeur, on économiserait aussi le gaz avec lequel aujourd'hui on chauffe ces bains et de ce fait on soulagerait le budget de l'Hôpital d'environ 5.000 fr. qu'on donne annuellement à la Compagnie bourbonnaise. Avec le capital de cette somme, on ferait au moins trois installations comme celle que je réclame, je vous le prouverai, chiffres en mains, mes chers amis, si vous le désirez.

Voici donc mon avis en ce qui touche à l'alimentation d'eau, l'éclairage, le service des bains. J'ajoute de suite que la grande quantité de liquide dont on pourra alors user, permettra de nettoyer à grande eau les cabinets d'aisances et d'établir quelques *chasses* dans les égouts qui, je crois, n'ont pas un radier cimenté.

Une nécessité hygiénique qui ne peut être retardée et qu'on s'étonne de ne pas voir fonctionner à l'Hôpital de Vichy, c'est le service gratuit et général de la désinfection. Il importe d'établir au plus vite une étuve où non seulement le linge, laliterie, etc., de l'Hôpital soient assainis, mais où le public de la Ville ait ses grandes et petites entrées et puisse venir aussi demander secours contre les virus de toute nature qui souvent propagent les maladies contagieuses et promènent les épidémies de porte en porte, en contaminant des quartiers tout entiers.

Je vous recommande, mes chers amis, à ce propos, la lecture du livre *Les Virus,* que vient de publier le professeur Arloing à la librairie Alcan, où vous verrez décrit et étudié l'étuve à désinfection des MM. Geneste, Herscher et Cie, qui me semble résoudre parfaitement la désinfection artificielle de la virulence.

Il y aurait bien des points de détail à examiner encore : mais je crois qu'il y a dans ce long article, matière à beaucoup de travail. Ne vous lassez pas de discuter pour persuader à vos collègues l'importance capitale qu'il y a à résoudre ces problèmes d'hygiène, et si l'on vous dit que le *nerf de la guerre* manque trop pour entreprendre l'exécution d'un tel programme, répondez carrément qu'un établissement qui peut se contenter de faire rapporter à

un immeuble d'une valeur minima de
1,600,000 fr., une vingtaine de mille francs
seulement, doit avoir le moyen de trouver
les 50,000 francs dont il a besoin pour
mettre à l'abri des épidémies, non seulement les malades qu'il reçoit, mais une
population toute entière, dont la fortune
est principalement basée sur la salubrité
reconnue de la Ville qu'elle habite.

Bien à vous deux,

A. MALLAT.

LES DROITS DES HABITANTS DE VICHY

Sur les Eaux minérales et les Bains

—

1891

(Annales de Médecine thermale. Année 1891, p. 97.)

—

Le *Moniteur de l'Allier* a publié dans son numéro du Dimanche 28 Juin 1891, un article d'où nous extrayons les passages suivants :

Différentes personnes se sont adressées à nous, pour nous demander d'appeler l'attention de M. le Commissaire du Gouvernement, sur les mesures prises par la Compagnie fermière, au sujet du remplissage des carafes d'eau minérale, destinée à être consommée sur place.

Nombre de nos citoyens se plaignent du choix des heures fixées par les Fermiers de l'Etat ; la classe ouvrière particulièrement, trouve de sérieux inconvénients à la décision prise par la Compagnie.

. . . .

On nous a demandé également de quel droit, puisqu'on peut emporter de l'eau minérale pour la consommer sur place, la Compagnie se permettait de règlementer les heures pendant lesquelles, elle devait être distribuée.

Il y a là, une sorte de question de droit que nous allons sommairement traiter.

Le 15 juin 1880, M. Monod, alors Préfet de l'Allier, a signé avec l approbation du Ministre de l'agriculture et du commerce, un arrêté réglant la question ; voici les articles qui ont rapport au sujet que nous traitons :

CHAPITRE III

Buvettes

ARTICLE 22

L'usage de l'eau minérale pour boisson sur place est gratuit. Il ne pourra être transporté d'eau minérale à domicile que pour la consommation locale, dans les conditions de l'article 27 ci-dessous, et sans qu'il en puisse être fait commerce.

. . . .

ARTICLE 27

Les eaux en bouteilles seront vendues conformément aux tarifs maxima ci-après :

Bouteille de litre d'eau expédiée *0.60*
Bouteille de demi-litre *0.50*
Remplissage d'un litre pour la consommation locale 0.30
Remplissage d'un demi-litre *0.15*

Toute modification à ce tarif doit être approuvée par l'administration.

Il résulte de ces deux articles, que la Compagnie aurait droit de faire payer trente centimes le litre et quinze centimes le demi-litre, l'eau minérale destinée à la consommation locale.

Comment se fait-il que M. Denière ait négligé de réaliser cette recette ?..... Existe-t-il une clause qui détruit l'effet de l'arrêté préfectoral du 15 juin 1880 ? Mystère ?.....

Dans tous les cas, si cette clause existe, nous ne la connaissons pas, et, jusqu'à preuve du contraire, la Compagnie serait dans son droit strict, en percevant la taxe fixée par les documents que nous venons de reproduire.

Donc à ceux qui nous ont demandé si les Fermiers de l'Etat étaient dans leur droit en limitant les heures du remplissage des carafes, nous répondons : « Non, la Compagnie ne peut pas,
» prendre de son chef, une mesure pareille ;
» seulement, elle peut exiger que vous lui payez au
» prix du tarif l'eau minérale que vous venez
» chercher. »

Mon excellent confrère et ami de la presse politique commet une légère erreur qu'il me permettra bien de relever dans les *Annales de Médecine Thermale*, la discussion technique qui va suivre n'étant pas de celles qui peuvent intéresser tout le monde en général, et les lecteurs du *Moniteur* en particulier.

La Compagnie fermière des Eaux de Vichy ne peut pas plus limiter les Heures du remplissage des carafes, pour l'usage des habitants de Vichy, aux Sources de la Grande-Grille, de l'Hôpital, des Célestins, du Puits Carré, de Lucas, qu'elle n'a le droit d'exiger de ces habitants qu'ils lui payent cette eau au tarif fixé par l'article 27 de l'arrêté préfectoral du 15 juin 1880.

Cette nouvelle position de la question demande, certes, à être discutée : je m'exécute textes en mains.

Tout d'abord, le *Moniteur* aurait dû ne pas s'en tenir à la lecture de cet arrêté préfectoral qui semble donner raison aux Fermiers de l'Etat, à Vichy. S'il avait parcouru le cahier des charges annexé à la loi de concession de l'Etablissement thermal du 10 juin 1853, il aurait lu un article 8 ainsi conçu :

« Les droits qui pourraient exister au
» profit des habitants de Vichy ou de tous
» autres relativement à l'usage des eaux
» thermales et des bains de l'Etablis-
» sement, seront supportés par les con-
» cessionnaires sans qu'ils puissent exercer
» de ce chef, aucune répétition contre l'E-
» tat... etc. »

Les habitants de Vichy, cela ressort clairement du premier paragraphe de l'article précédent, *ont donc des droits sur les Eaux thermales :* Ces droits, quels sont-ils?

Avant 1684, c'est-à-dire avant la création spéciale d'une *Intendance des Eaux de Vichy*, la liberté la plus complète existait ici : le malade buvait quand et comme il voulait ; l'habitant de Vichy puisait de l'eau à son aise pour son usage personnel ; les intendants de région (Bourbonnais, Auvergne, Bourgogne et Forez) créés par Henri IV en 1605, se désintéressaient complètement de ces pratiques médicales, du moins en ce qui touchait particulièrement notre ville.

Le 18 avril 1685, c'est-à-dire moins d'un an après la nomination du premier intendant Claude Fouët, le Grand-Conseil rendait un arrêt servant de règlement pour les Eaux Minérales de Vichy, qui contenait ce passage : « Fait défences à toutes per-
» sonnes d'enlever ny transporter en de-
» hors de Vichy, sans la permission dudit
» Fouet, et les avoir fait cacheter et certi-
» fier véritables par luy et fait marquer
» aussi par luy. Fait défences de trans-
» porter desdites Eauës dans d'autres
» vaisseaux que verre et grez, et de prendre
» par ledit maistre Fouët et ses fontainiers,
» d'autre droit pour les inspections, certi-
» ficats de fourniture que douze deniers
» pour chaque bouteille de pinte de Paris,
» pour les Eauës qui se transporteront en
» cette ville de Paris et autres lieux, sans
» préjudice à la liberté qu'on aura sur les
» lieux d'en boire, user, se baigner et faire
» doucher ; a permis et permet audit Fouët
» de visiter les bureaux et boutiques qui
» transporteront ou débiteront desdites
» Eauës à Paris ou ailleurs, pour recon-
» noistre si elles se trouvent bien con-

» formes. Fait défence aux personnes de
» puiser desdites eauës que depuis dix
» heures du matin jusqu'à trois heures
» après-midi et laver à moins de vingt pas
» des bassins ; de rompre ny endommager
» la closture et fermeture desdites fon-
» taines, ni jeter aucuns immondices dans
» leurs sources et canaux à peine de trois
» livres d'amende pour la première fois,
» dont les chefs de famille répondront de
» leurs enfants et domestiques, sauf à les
» répéter contre leurs domestiques, et en
» cas de rescidive, d'estre procédé extra-
» ordinairement. »

Cet arrêt, on le voit, ne reconnaissait aucun droit aux habitants de Vichy. Il touchait à d'autres intérêts particuliers ; il fut immédiatement attaqué par les docteurs Jean de la Ville et Anthoine Jolly, médecins à Cusset, Gilbert Torterat, marchand voiturier par eauës demeurant à Vichy et les habitants de Vichy et Cusset eux mêmes. Ces derniers « habitants des villes de Cusset et Vichy » s'opposaient pareillement à l'exécution de l'arrêt du 18 avril 1685 et requéraient « faisant droit sur lesdites interven-
» tions et oppositions, qu'ils seroient main-
» tenus et gardez en la possession et
» jouissance de prendre et puiser, à telle
» heure que bon leur semblera, user et
» disposer desdites Eauës Minérales, sans

» en payer aucuns droits ny tribut, ainsi
» qu'ils ont fait par le passé. »

L'arrêt contradictoire du Grand-Conseil
qui régla cette question est du 26 mai 1686.
Il établit d'une façon indiscutable les droits
des habitants de Vichy. En voici le passage
intéressant :

« A fait et fait deffenses à toutes person-
» nes d'enlever ny transporter les Eaux
» Minérales des fontaines hors le lieu de
» Vichy, que dans des bouteilles de verre
» ou grez, cachetées du cachet dudit Fouët,
» et par luy certifiées véritables par un
» certificat qui marquera le jour qu'elles
» auront esté puisées. Et sera tenu ledit
» Fouët ou ses fontainiers et concierges,
» de livrer telle quantité de bouteilles d'eau
» requise par ceux qui en voudront faire
» le transport, après, néanmoins, qu'elles
» auront esté cachetées dudit cachet et
» certifiées : A cet effet que les fontaines
» seront ouvertes depuis dix heures du
» matin jusques à trois heures après midy,
» sans qu'on en puisse prendre dans un
» autre temps pour ledit transport : A
» permis et permet néanmoins aux habi-
» tants dudit lieu de Vichy et autres qui se
» trouveront sur les lieux, d'en prendre
» à toutes heures du jour pour leur utilité
» seulement, et qu'à cet effet, les fontaines
» leur seront ouvertes à toutes heures, et

» d'en boire aux fontaines, user, se baigner
» et faire doucher.

» Et pour tout droit de l'inspection, ca-
» chet et certificat desdites bouteilles,
» nostre Conseil a permis et permet audit
» Fouët de prendre douze deniers par
» bouteilles de trois chopines chacune
» mesure de Paris, des eaux qui se trans-
» porteront en ladite ville de Paris ou autres
» lieux, sans que ledit Fouët, ses con-
» cierges et fontainiers, puissent exiger
» ledit droit de douze deniers de ceux qui
» sont sur les lieux et qui prennent des
» eaux pour leur utilité particulière. »

Je pourrais clore là cette démonstration, mais il importe de rappeler que dans la suite, aucun règlement n'a omis de citer ce droit incontestable et qu'on ne saurait sérieusement contester, des habitants de Vichy sur les Eaux Minérales de leur ville.

Dans le règlement fait par Chicoyneau, le 28 janvier 1745, ce droit se trouve rappelé en ces termes : « Sera tenu ledit sieur
» Chapus, intendant des Eaux Minérales
» et Médicinales de Vichy, de faire dis-
» tribuer les eaux gratis aux habitants de
» ladite ville de Vichy, etc. »

Le Règlement pour l'administration des Eaux Minérales de la commune de Vichy du 13 Prairial an 8 de la République, est aussi explicite, il porte :

ARTICLE 17

Ne sont point assujettis au payement pour les eaux bues sur les lieux, les habitants de la commune et les indigents.

ARTICLE 18

Toute personne, moyennant ladite somme de cinq centimes par jour, pourra transporter, jusqu'à concurrence d'une bouteille d'eau, d'une fontaine à une autre, lorsqu'elle voudra couper ses eaux ou les boire dans son domicile ; *les habitants et les indigents ont la même faculté, sans payer aucune retribution.*

Je pourrais citer d'autres textes, mais à quoi bon : l'arrêt de 1686 est immuable ; il établit une propriété des habitants de Vichy, c'est à eux à ne pas y laisser toucher.

L'arrêté préfectoral, du 15 juin 1880, qui a oublié, sciemment peut-être, de relater ce droit que nous avons tous, ici, d'emporter des Eaux Minérales chez nous, pour notre usage personnel et à quelle heure que ce soit de la journée, ne peut nous en enlever l'usage. Je le répète, en ce qui regarde particulièrement la *Grande-Grille*, l'*Hôpital*, le *Puits Carré*, *Chomel*, les *Anciens Célestins* et *Lucas*, la cause est entendue d'avance. Il n'en est pas de même pour le *Parc*, *Mesdames*, *Hauterive* et les *Nouvelles Sources des Célestins*. Ces Eaux ne sont devenues propriétés de l'Etat que depuis la ferme de 1853 ; elles ne pouvaient donc pas être visées en 1686. Mais pour les anciennes sources, il n'y a pas de discussion possible : les habitants actuels de Vichy, comme leurs ancêtres du XVIIᵉ siècle, n'ont qu'à demander aux tribunaux compétents de les rétablir dans leurs droits ; c'est un legs qu'ils ont reçu de leurs devanciers et qu'ils ont le devoir de transmettre intact à leurs héritiers.

Ma tâche doit s'arrêter là : la presse politique saura bien faire campagne, maintenant, pour dénoncer à M. le Commissaire du Gouvernement ou à M. le Préfet, la nouvelle violation de la loi dont se sont rendus coupables, cette année encore, ces messieurs de la Compagnie Fermière. C'est le devoir de ceux qui ont charge d'éclairer l'opinion publique : Ici, où la presse est indépendante, elle n'y manquera pas.

RAPPORT

Demandé par M. le professeur PROUST, inspecteur général des
services sanitaires, membre de l'Académie de Médecine,

Sur l'exploitation des Eaux de Vichy

—

Août 1892

—

La Commission permanente des Eaux minérales de l'Académie de Médecine, par la voix de son rapporteur M. le docteur Albert Robin, a dans sa séance du 14 juin 1892, à propos de demandes d'autorisation de trois sources de Vichy, condamné le *décantage* auquel seraient soumises la plupart des Eaux minérales froides de ce Bassin.

Ce décantage existe-t-il? Peut-on appeler ainsi l'opération qui consiste à laisser s'opérer avant l'embouteillage une réaction qui s'opère toujours après si l'on puise directement au griffon de la source? Le mot décantation n'est-il pas impropre pour expliquer ce qui se passe à Vichy, Saint-Yorre, Hauterive, Cusset et ailleurs ?

Toutes les Eaux froides du Bassin de Vichy sont d'une limpidité parfaite à leur émergence. Pas le moindre louche, pas le plus petit trouble ne vient en altérer la transparence. Au reste, les nombreux rapports produits déjà à l'Académie de Médecine par le service des mines constatent tous cette limpidité, cette transparence qu'on ne peut nier.

Lorsqu'on embouteille de cette eau si belle, directement au tuyau ascensionnel, en prenant le maximum de précautions possibles, c'est-à-dire en se servant de bouteilles lavées préalablement à l'eau minérale et passées ensuite au four à flamber de Pasteur, bouchées aussitôt le remplissage effectué, et goudronnées ensuite à la cire pour empêcher si possible une déperdition de gaz, on s'aperçoit que cette eau si claire au moment où elle vient d'être mise en bouteilles, se louchit peu à peu ; puis un léger dépôt, quelques centigrammes seulement, se forme au fond des bouteilles et l'eau redevient limpide. Si l'on retourne les récipients dix à douze heures après leur remplissage, ce dépôt très ténu se répand dans l'eau et en trouble l'aspect ; si on laisse la bouteille au repos pendant quelques jours, ce dépôt se forme en *congloméré* et l'on ne voit alors dans l'eau agitée que des parcelles de corps étrangers que l'on prend dans le plus grand nombre des cas pour des dépôts ferrugineux. L'eau ne se retrouble plus, mais elle contient, pour le public, des impuretés.

Quelques précautions que l'on prenne, il est ABSOLUMENT impossible d'empêcher la formation de ce dépôt.

Il importe de suite de dire que le mot *décantation* pour de telles eaux est impropre. On ne décante qu'un liquide trouble qui par le repos se divise en deux parties, l'une supérieure claire, l'autre inférieure qui était tenue en suspension par la première. Tel n'est pas là le cas. Les Eaux froides de Vichy sont très claires en principe ; elles n'ont donc pas à être décantées ; elles subissent en bouteille un travail qui les rend louches. La manœuvre dont s'occupe la Commission des Eaux minérales consiste à leur faire faire cette réaction chimique avant l'embouteillage ; cela ne leur enlève aucune de leurs propriétés ni leur qualité ; au contraire, cela permet de livrer des eaux claires au lieu de les livrer louches. L'Académie ne peut vouloir qu'il en soit autrement.

Que se passe-t-il pour que ces eaux claires deviennent troubles lorsqu'elles arrivent à l'air ?

Les Eaux froides du Bassin de Vichy sont des eaux d'origine géologique, provenant toutes de la même cassure terrestre et se répandant dans les couches du terrain lacustre, où elles dissolvent de très grandes quantités d'acide carbonique grâce à leur faible degré thermométrique. La sonde qui va chercher, dans la plaine d'alluvions dont Vichy est le centre, ces nappes minérales à des profondeurs variables, ne permet à ces eaux de se dégager qu'à travers des tubes ascensionnels très étroits, leur conservant intact tout leur acide carbonique libre. Ces couches d'Eaux minérales sont voisines des marnes calcaires ; elles *gisent* dans des prairies ou du sable quartzeux contenant des marnes. La quantité considérable d'acide carbonique libre contenue par ces eaux leur permet à cet état de dissoudre une forte proportion de carbonate de chaux et aussi de carbonate de fer qui se trouvent généralement mélangés à ces bancs marneux.

Pendant l'ascension de l'eau dans le tube, la pression carbonique diminue déjà ; dès que l'eau arrive à l'air, elle diminue encore et, quelques précautions que l'on prenne, on ne peut s'opposer à cet inconvénient. Donc, au moment de son émission terrestre, la proportion de gaz libre ou combiné contenu par litre ne peut pas être la même que celle qu'on trouverait à la nappe elle-même.

Lorsque l'eau est mise en bouteille, il se fait toujours, quelle que soit la qualité du bouchon employé et la rapidité de l'opération, une fuite de gaz, notée bien souvent et qui est d'autant plus considérable que la quantité d'acide carbonique était plus grande. Cette perte s'arrête dès que la tension carbonique dans la bouteille est normale ; cette normale n'est pas invariable.

Bref, avec les Eaux froides du Bassin de Vichy, eaux contenant quantité de bicarbonate de chaux et de bicarbonate de fer dissous, il se fait, lorsqu'il y a perte d'acide, une dissociation de ces bicarbonates solubles en carbonates insolubles qui se précipitent. De là le louche qui se forme à la longue dans les bouteilles d'eaux minérales froides de Vichy ; de là le dépôt qui, si on le laisse dans lesdites bouteilles, amènera forcément le consommateur à boire de l'eau trouble.

Il est démontré, et la Commission des Eaux minérales pourra s'en assurer elle-même, qu'il est aujourd'hui industriellement impossible d'empêcher la perte de ce gaz et par conséquent la formation de ces dépôts.

Que font les propriétaires des sources froides du Bassin de Vichy? Que font les fermiers de l'Etat aux Célestins et ailleurs?

Ils ont des bassins contenant de 1,000 à 2,000 litres, clos de toutes parts, absolument étanches et reliés directement avec la source. Ils les font remplir. Lorsqu'ils sont pleins, ils les laissent dix à douze heures au repos. Dès que l'eau au robinet d'embouteillage est claire, ils embouteillent : cette eau reste alors éternellement limpide. La dissociation s'est opérée dans ces bassins, la perte d'acide carbonique a eu lieu, le dépôt reste au fond. Il est enlevé dès que le bassin est vide.

On pourrait croire que la perte d'acide carbonique qui se fait ainsi est considérable. Il n'en est rien. Des dosages faits par M. Bretet, il résulte :

1° Que l'acide carbonique libre de l'eau d'une source du Bassin de Vichy était de 1ᵍ988 et l'acide carbonique total de 5ᵍ153 ;

2° Que l'acide carbonique libre de l'eau de la même source, après séjour dans un bassin, était de 1ᵍ888 et l'acide carbonique total de 5ᵍ04.

De ces deux résultats, il faut d'abord déduire que la perte a été seulement en acide libre de 1.908 — 1.888 = 0ᵍ020 par litre, et en acide total de 5.153 — 5.04 = 0ᵍ113.

Une bouteille d'eau de cette même source embouteillée directement à la source, et dans laquelle on avait laissé faire le travail de dissociation d'acide carbonique, a donné

,après *cinq mois* d'embouteillage les résultats suivants :

Acide carbonique libre : 1^g853.

Acide carbonique total : 5^g076.

D'où il résulte que la perte en bouteille
éprouvée après cinq mois était de :

1° Acide libre : $1.908 - 1.863 = 0^g045$;

2° Acide total : $5.153 - 5.076 = 0^g077$.

Comme on le voit par ces chiffres obtenus
par un chimiste dont l'honnêteté scientifique
est au-dessus de tous reproches, la perte
d'acide carbonique est à peu près la même
dans l'un et dans l'autre cas ; cependant,
elle est plus considérable en bouteilles que
dans le bassin lui-même.

Le précipité qui se forme, analysé, a été
reconnu composé de carbonate de chaux,
de silice et de carbonate de fer.

Au point de vue de la teneur microbienne,
l'Académie pourra se reporter au travail de
MM. Roman et Colin qu'elle possède, et elle
y verra qu'une Eau de Vichy, après séjour
dans un *bassin*, ne contient que 45 colonies
par centimètre cube, alors qu'une *Eau de
l'Etat*, celle des Célestins, dont l'Académie
ne s'occupe cependant pas, contient à son
griffon *3,200* colonies par centimètre cube.

Voilà, rapidement décrit, ce qui se passe
à Vichy. Il est nécessaire de dire que les
consommateurs demandent toujours de

l'eau claire, qu'ils trouvent ces eaux froides du Bassin de Vichy excellentes en tous points et qu'ils n'ont jamais été incommodés, au contraire, par leur emploi.

Les propriétaires d'eaux froides du Bassin de Vichy sont tous outillés pour embouteiller directement à la source ; au reste, tous dans les moments de presse le font. Ils demandent aujourd'hui à l'Académie qui, elle, ne doit pas avoir de raison pour atteindre un commerce qui rend de si grands services à la santé publique, si elle veut qu'on lance dans le commerce des eaux froides de Vichy troubles et puisées directement à la source, ou bien si, au contraire, elle veut qu'on continue à les expédier claires, comme cela s'est toujours fait jusqu'à ce jour, après les avoir laissé se dissocier dans des *bassins* parfaitement étanches? Telle est la vraie position de la question.

Il est bon, toutefois, de faire remarquer à la Commission permanente des Eaux minérales, que l'eau qu'elle fait analyser dans son laboratoire pour autoriser l'exploitation des sources qu'on lui soumet, n'est pas — quoique puisée directement au griffon en présence d'un magistrat municipal — l'eau de ce griffon. Comme son analyse n'a lieu que plusieurs mois après l'embouteillage, le travail de dissociation s'est opéré dans la bouteille qui dans ce cas a fait office de bassin, et l'eau analysée est exactement celle qui sort de ces bassins.

Au reste, tous les hommes de science qui se sont occupés de cette question ont conclu dans le même sens que nous. Il convient de citer à ce propos le passage suivant, extrait d'un travail de M. l'ingé-nieur Auscher : « Les phénomènes chimi-
» ques qui se produisent dans les Eaux
» thermales et minérales du Bassin de
» Vichy donnent donc lieu, avant leur
» émission, à des réactions de dissolution
» et de précipitation. Ces réactions se con-
» tinuent même après l'arrivée au jour des
» eaux. Les Eaux de Vichy laissent déposer
» en vase clos, même sans qu'il y ait eu
» perte sensible d'acide carbonique au
» moment de l'embouteillage, des carbo-
» nates divers, un peu de silice et de
» peroxyde de fer. J'attribue cette précipi-
» tation à l'action de la petite quantité de
» fluor (que contiennent les eaux en jail-
» lissant) sur les parois du verre ou du
» récipient dans lequel on conserve les
» eaux. Par le départ du fluor, les divers
» éléments signalés plus haut se précipitent
» assez rapidement; l'eau une fois privée
» de ces éléments précipités, reste indéfi-
» niment limpide lorsqu'on ne lui fait pas
» dépasser une température de 35 à 40°. »
MM. Roman et Colin, dans leur *Travail*

de Bactériologie paru en 1892, expriment la même idée sous une autre forme : ils concluent comme nous que les *bassins* ou les *caveaux*, comme les appelle la *Compagnie Fermière,* sont nécessaires à l'exploitation des Eaux froides de Vichy et qu'il y a lieu non seulement de ne pas les condamner, mais de provoquer leur emploi là où cela est nécessaire.

TABLE DES MATIÈRES

7848. — Riom, imp. E. Girard, rue Croisier, 8.